Sielmann · Christiansen
Medi-Taping

Die Autoren

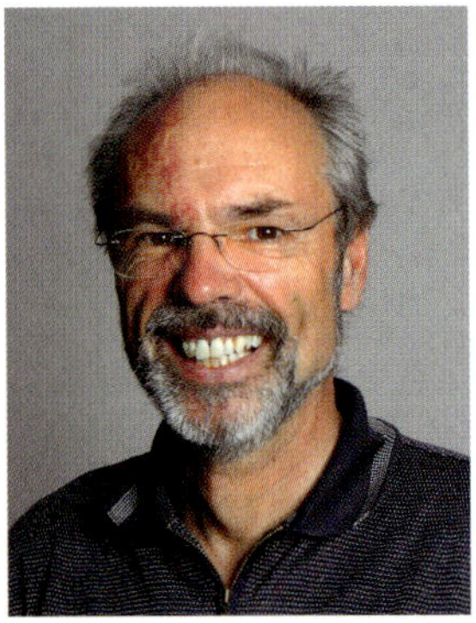

Dr. med. Dieter Sielmann ist Arzt für Allgemeinmedizin mit eigener Praxis in Bad Oldesloe. Er hat die Erfolgsmethode Medi-Taping in Deutschland eingeführt sowie zahlreiche Bücher zu diesem Thema veröffentlicht und widmet sich auch der Ausbildung von Ärzten und Physiotherapeuten. Nähere Informationen finden Sie unter www.medi-tape.de.

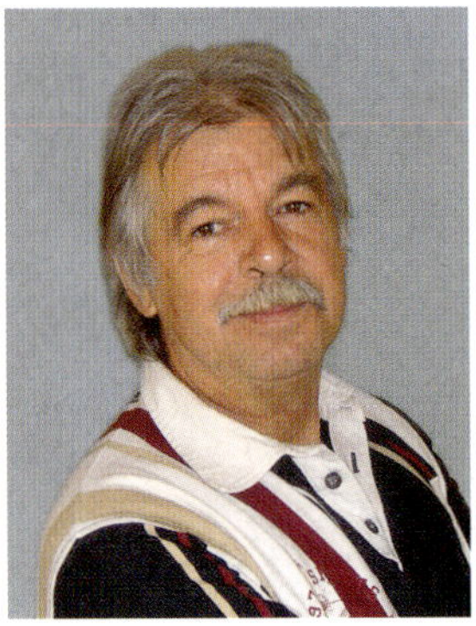

Hermann Christiansen ist Therapeut und Dozent für chinesische Heilweisen. Sein umfangreiches Wissen über Energetik und Statik des Menschen ließ er, genauso wie seine Kenntnisse der Farblehre, in die Methode des Medi-Tapings einfließen. Auch er bildet seit 2002 in dieser Methode aus. Nähere Informationen finden Sie unter www.fege-zimmermann.de.

Dr. med. Dieter Sielmann
Hermann Christiansen
unter Mitarbeit von Heidelore Kluge

Medi-Taping

Schmerzfrei durch den Alltag

- Schnelle Hilfe bei muskel- und nervenbedingten Schmerzen

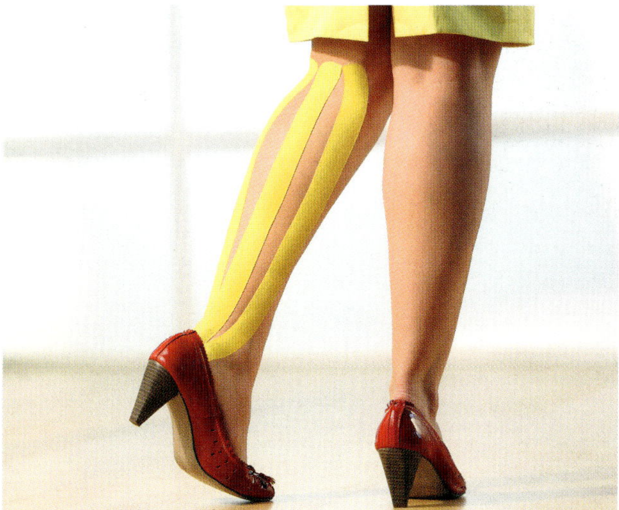

Haug

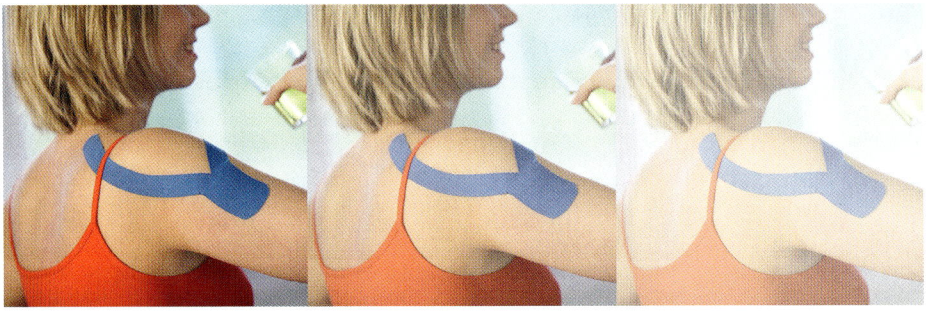

- Vorwort 6

Was ist Medi-Taping?

Die Grundlage: Kinesio-Taping 10

Die Weiterentwicklung: Medi-Taping 12

- Methodik des Medi-Tapings 13
- Der Aufbau des Medi-Tapes 13
- Wirkungsweise des Medi-Tapings 15

Special: Medi-Taping bei Alltagsbeschwerden 22

- Allgemeine Handhabung beim Medi-Taping 24

Iliosakral- und Atlasgelenk – die zentralen Gelenke des Körpers 27

Energetisch-physiologisches Medi-Taping (E.P.M.T.) 29

- »Organisch« gesund – trotzdem Schmerzen und Beschwerden? 30
- Was den Fluss der Energie stören kann 31
- Schmerz und seine Wirkung auf den Energiefluss 33
- Das Skelett und seine Wirkung auf den Energiefluss 34
- Auch Narben können den Energiefluss stören 36
- E.P.M.T. – eine ganzheitliche Therapie 36

Special: Indikationen für das Medi-Taping 39

Anwendungsbereiche des Medi-Tapings

Prophylaktische Maßnahmen 44

- Diaphragma-Tape 44
- Achilles-Tape 45
- Wirbelsäulen-Taping 45
- Knie- und Kniegelenkserguss-Tape 46
- Medi-Tapes für die Fingergelenke 46

Kopf- und Nackenbereich 47

Special: Nackenverspannungen 48

- HWS-Tape 50
- Scalenus-Tape 53

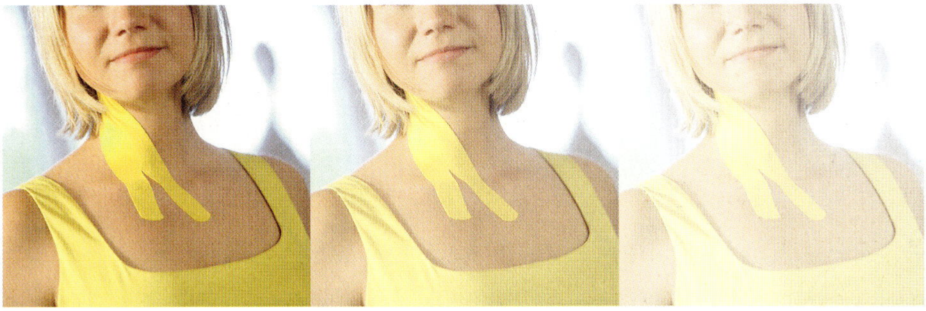

Schulterbereich 55

Special: Schulterschmerzen 56

Das »Sielmann-Schulter-Tape« 58

- Pectoralis-Tape 58
- Supraspinatus-Tape 60
- Triceps-Tape 62

Bereich der Lendenwirbelsäule 64

Special: Rückenschmerzen 65

- LWS-Stern 67
- Gluteal-Tape 69

Ellenbogenbereich 72

- Epicondylus-Tape 75

Special: Sehnenscheidenentzündung 76

- Ulnaris-Tape 77

Hand und Fingergelenke 79

- Daumen- oder Sattelgelenks-Tape 80
- Medi-Taping der Fingergelenke 81

Kniegelenkbereich 82

Special: Kniegelenkbeschwerden 84

- Knie-Tape 86
- Kniegelenkserguss-Tape 88

Oberschenkelbereich 90

- Oberschenkel-Adduktoren-Tape 90

Special: Hüftgelenkbeschwerden 92

- Psoas-Tape 93
- Hamstring-Tape 96
- Sartorius-Tape 98

Unterschenkelbereich 100

- Achilles-Tape 101
- Sprunggelenks-Tape 104

Rumpfbereich 106

- Diaphragma-Tape 106

Grenzen der Selbstbehandlung 108

Ein Wort zum Schluss 109

Die Firma »Schmerz und Tape GmbH« 110

Literatur 111

Vorwort

Dieses Buch informiert Sie über die völlig neue Therapie des Medi-Tapings, die im Sport entwickelt wurde, aber auch zunehmend bei Alltagsbeschwerden eingesetzt wird. Diese Methode lindert Schmerzen nachhaltig und nebenwirkungsfrei. Prophylaktisch angewandt verhilft sie außerdem zu mehr Wohlbefinden.

Darüber hinaus erhalten Sie wertvolle Tipps zur Behandlung der häufig auftretenden alltäglichen Verspannungen mit Medi-Taping. Die Verantwortung für eine korrekte Diagnose und Behandlung sollte allerdings weiterhin beim Arzt liegen. Das gilt vor allem dann, wenn durch das Taping nicht der gewünschte Erfolg erzielt wird.

Die farbigen Tapes werden auf die Muskeln aufgebracht und wirken besonders
- bei chronischen Schmerzen,
- bei akuten Beschwerden und
- als Vorbeugung gegen den Schmerz.

Die Therapie ist sehr leicht umzusetzen. Als ich selbst im Juni 2001 unter Rückenschmerzen litt und – wie durch ein Wunder – nach einer Kinesio-Taping-Behandlung schmerzfrei war, kannte meine Begeisterung für diese neue Methode keine Grenzen!

Als Allgemeinmediziner in einer großen Landarztpraxis behandle ich seit 2001 jeden Tag 10 bis 20 Patienten mit Medi-Taping und lindere ihren Schmerz. An den Wochenenden gebe ich Kurse zu diesem Thema, mit denen ich bereits etwa 4000 Therapeuten ausgebildet habe:

Das Taping begann seinen Siegeszug im Bereich des Sports: Erstmalig wurde in den 90er Jahren die japanische Volleyballmannschaft mit Kinesio-Taping versorgt und steigerte damit ihre Leistung. Danach eroberte die von Dr. Kenzo Kase erfundene Therapie erfolgreich den internationalen Profisport.

GUT ZU WISSEN

Wann empfiehlt sich das Medi-Taping?

Bei akuten Schmerzen oder als Prophylaxe ist das Medi-Taping immer einen Versuch wert! Bei chronischen Krankheitsverläufen empfehle ich allerdings, zusätzlich einen Therapeuten aufzusuchen.
Medi-Taping hat keine Nebenwirkungen! In seltenen Fällen kann es zu einer allergischen Reaktion kommen. Schuld daran ist der verwendete Kleber.

Mittlerweile erfreut sich die Anwendung der Tapes immer größerer Beliebtheit und ist nicht selten bei großen Turnieren wie der Fußballweltmeisterschaft zur Behandlung von Verletzungen im Einsatz.

Was im Sport hilft, lässt sich umso besser bei den meisten Alltagsbeschwerden anwenden. Schnell und nebenwirkungsfrei können Sie Verspannungen, die Sie bei der Arbeit oder in der Freizeit belasten, mit Medi-Taping behandeln. Auch zur Vorbeugung gegen Rückenschmerzen lässt sich diese Methode erfolgreich einsetzen.

Das Prinzip des Tapings ist so einfach wie wirkungsvoll und zeigt gleichzeitig – weil seine Methode genau dort ansetzt –, dass ein Großteil der Schmerzen im Muskel entsteht.

Es freut mich sehr, dass dieses Buch so großen Anklang findet und vielen Menschen bereits geholfen hat und weiterhin hilft.

Ich wünsche Ihnen weiterhin viel Spaß in Alltag und Freizeit sowie gute Gesundheit!

Ihr Dr. med. Dieter Sielmann

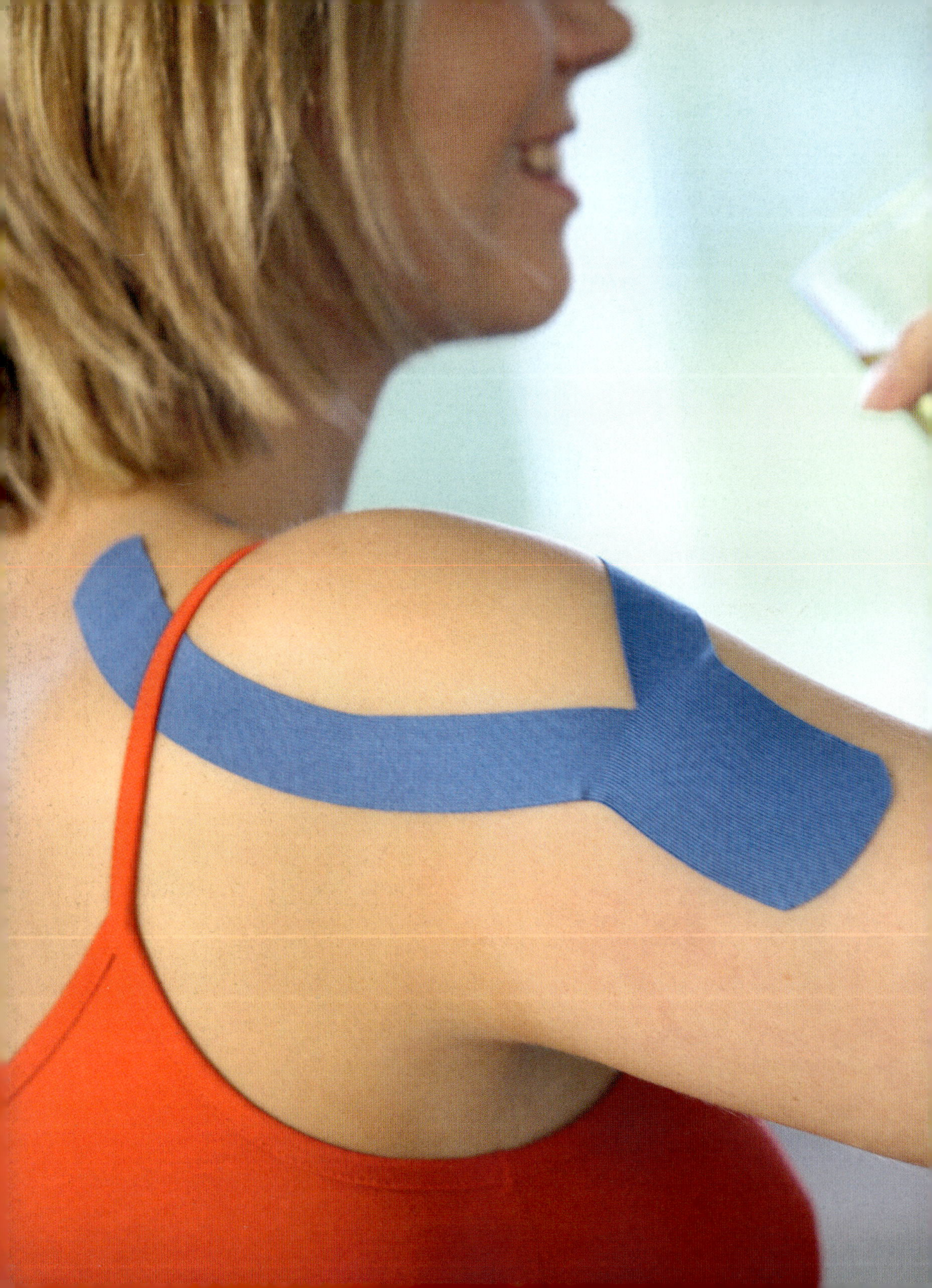

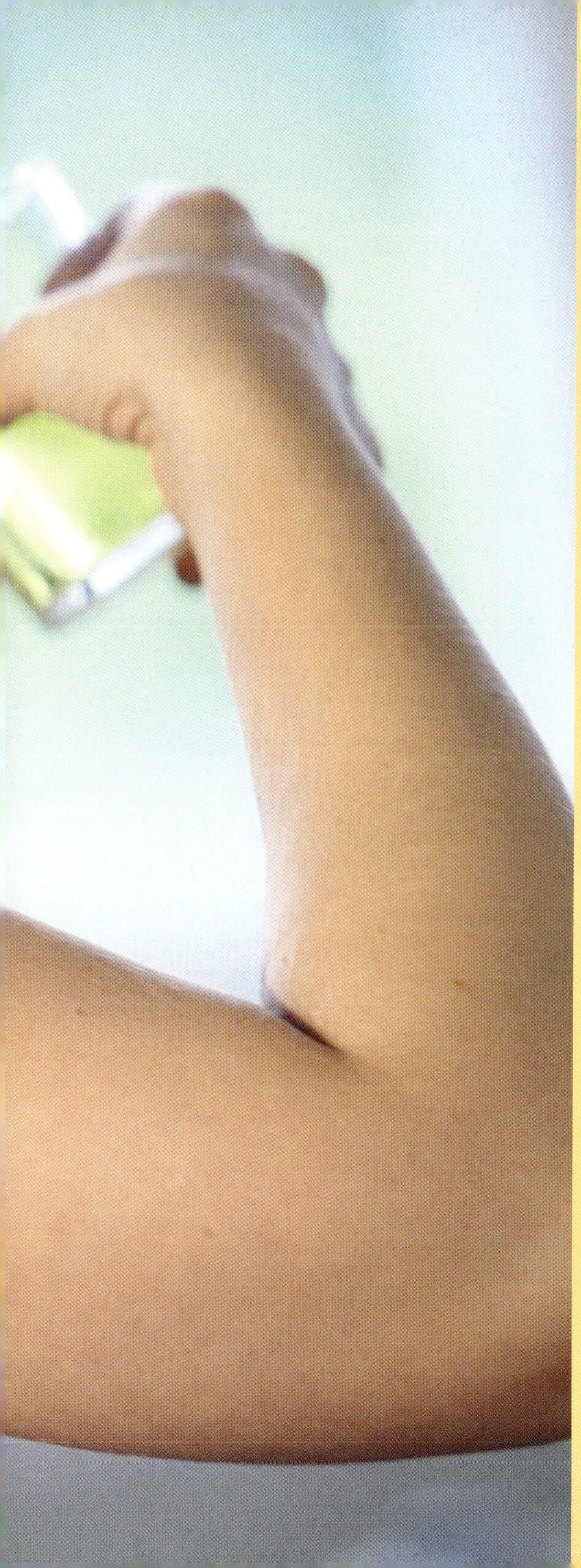

Was ist Medi-Taping?

Im Büro, im Schwimmbad, auf dem Fußballplatz – immer häufiger sieht man die bunten Klebebänder an unterschiedlichen Körperstellen. Aber was hat es damit auf sich? Wie wirken die Tapes und welche Schmerzen kann man damit behandeln? Und stimmt es wirklich, dass das Tapen keine Nebenwirkungen hat? Mehr dazu erfahren Sie hier.

Die Grundlage: Kinesio-Taping

Lange Zeit waren nur starre Tapes bekannt. Dann kam Dr. Kenzo Kase und machte eine bahnbrechende Erfindung.

Vermutlich stellte sich Dr. Kenzo Kase folgende Fragen: »Warum muss ich immer wieder einrenken – und was ist der Grund dafür?« Der Grund liegt sicherlich darin, dass die Muskulatur einen so starken einseitigen Zug auf das Gelenk ausübt, dass es schließlich aus seiner Verankerung herausgezogen wird. Verursacht wird dies einzig und allein durch die verspannte Muskulatur. So kommt es zu Blockierungen, die häufig durch gewaltsame Einrenkungen behoben werden müssen. Nur selten jedoch wird danach die Ursache des Leidens behandelt! Denn eigentlich müsste nach jedem Einrenken die Muskulatur massiert werden, damit sie sich entspannen kann.

Dr. Kase suchte nach sanfteren Ansätzen: Zunächst verwendete er ein Tape, das von vielen Ärzten vor allem in den Vereinigten Staaten bei der Behandlung von Patienten mit rheumatoider Arthritis eingesetzt wurde. Aber: Obwohl gute Ergebnisse bei der Stabilisierung der Gelenke erzielt wurden, ergaben sich immer wieder Probleme wegen des starken Drucks durch das unelastische Tape auf die druckempfindlichen Bereiche. Dadurch kam es in vielen Fällen zur Verstärkung der Schmerzen.

Durch einen befreundeten Arzt wurde Dr. Kase auf ein *elastisches* Tape aufmerksam gemacht. Nach jahrelangen klinischen Versuchen entwickelte Dr. Kase daraus die Technik des Kinesio-Tapings und auch das dafür nötige Klebeband, das »Kinesio-Tape«. Dieses unterscheidet sich von den herkömmlichen Tapes durch seine Dehnungsfähigkeit. Dabei sind die elastischen Fasern so angeordnet, dass eine Dehnung des Tapes nur in Längsrichtung möglich ist. Eine weitere Besonderheit ist der ausgesprochen hohe Tragekomfort des Tapes: Wegen der ausgezeichneten Atmungsaktivität, der sehr geringen Dicke und der bereits erwähnten Elastizität wird das Tape schon Minuten nach dem Auftragen nicht mehr bewusst wahrgenommen. Somit wird auch das natürliche Bewegungsverhalten nicht gestört.

Info

1996 wurde das Kinesio-Taping erstmalig durch den Fußballspieler Alfred Nejhaus nach Europa gebracht.

GUT ZU WISSEN

Kinesio-Taping

Dieser Begriff ist abgeleitet von Kinesiologie = Bewegungslehre. Tape ist das englische Wort für (Klebe-)Band. Beim Kinesio-Taping geht es also um eine Behandlung mit Klebebändern, mit denen man sich bewegen kann und soll.

Im Gegensatz zu herkömmlichen Tapes steht nicht die passive Stabilisierung im Vordergrund – das Hauptziel ist vielmehr, Strukturen und Wirkungsmechanismen therapeutisch zu beeinflussen: Zunächst wird der betroffene Muskelbereich im Ruhezustand gezielt vorgedehnt. Dann wird das Tape aufgetragen, das die Bindegewebshaut beeinflusst. Dadurch verbessert sich der Muskeltonus, die Schmerznerven werden irritiert und damit wird der Schmerz gelindert erlebt.

Dieses Tape bleibt den ganzen Tag über auf der Haut und kann sogar über mehrere Tage hinweg getragen werden. Dadurch erhält der Patient eine dauernde, sanfte und nachhaltige Massage. Das Tape wirkt sich positiv sowohl auf die lymphatische als auch auf die arterielle und venöse Durchblutung aus. Erst in neuester Zeit wurde festgestellt, dass das Tape auch den energetischen Kreislauf und die Akupunkturmeridiane beeinflusst.

GUT ZU WISSEN

Lymphatische Massage

Diese Massage wird vom Therapeuten beispielsweise bei Lymphstauung (»Stauungswassersucht«) durchgeführt. Genauso wie einzelne Muskeln können auch die Lymphbahnen gezielt massiert werden.

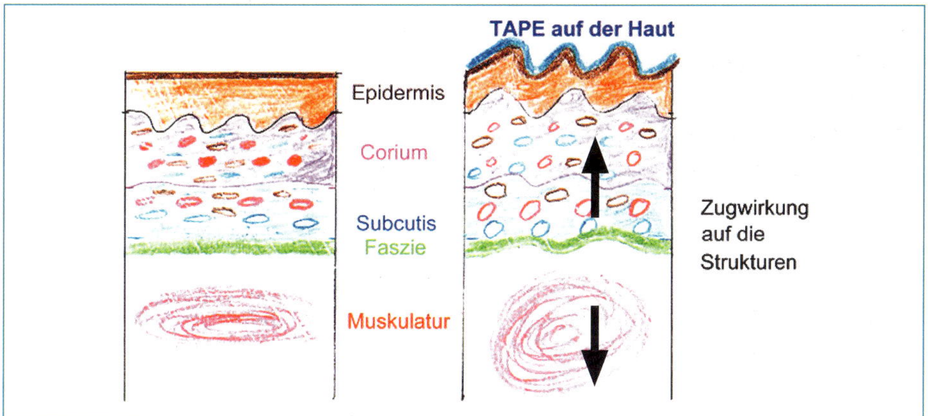

Einfluss des Tapes auf die Haut.

Die Weiterentwicklung: Medi-Taping

Ein Pflaster, das Sie wieder fit macht? Genau das finden Sie hier!

Das Konzept des japanischen Kinesio-Tapings wurde von uns weiterentwickelt: Beispielsweise wurde in den beiden bisher nur in englischer Sprache erschienenen Büchern von Dr. Kenzo Kase lediglich die Behandlung einzelner Muskeln beschrieben. Es zeigte sich jedoch sehr schnell, dass beispielsweise bei einer Schulterproblematik mehrere Muskeln beteiligt sind.

Auch die Farbenergetik wurde von Dr. Kase in seinen Veröffentlichungen vernachlässigt. Für uns jedoch liegt in der Auswahl der Farben eine große Bedeutung, denn die Farbenergetik hat einen nicht zu unterschätzenden Anteil an der Behandlung: Die Körperzellen befinden sich in Schwingung – und auch die Farben. Bringt man beide in Harmonie, so dient dies der Heilung und der Gesundheit. »Warme« Farben aktivieren, »kalte« Farben wirken dämpfend. So kann man beispielsweise durch die »warme« Farbe Rot eine bessere Durchblutung erzielen. Durch die »kalte« Farbe Blau dagegen lässt sich eine Gefäßverengung und damit eine Art Blutleere erzeugen – dies ermöglicht es beispielsweise dem Zahnarzt, kleinere Operationen und Eingriffe auch ohne Spritze relativ schmerzlos durchzuführen.

Ein weiterer wichtiger Punkt unseres Behandlungskonzepts beruht auf der Tatsache, dass die meisten Patienten, bei denen muskuläre Probleme vorliegen, unter einer Blockierung des Iliosakralgelenks leiden (s. auch Seite 27). Durch diese Blockade gerät die Statik des Skeletts aus dem Lot, es kommt zu einer Schiefhaltung, die der Körper durch die Muskulatur auszugleichen

GUT ZU WISSEN

Warum der Name »Medi-Taping«?

Die Therapie des Kinesio-Tapings nach Dr. Kenzo Kase wurde seit ihrer Einführung in Deutschland nicht mehr modifiziert. Daher gaben wir der von uns entwickelten Therapieform zur Abgrenzung einen neuen Namen: Medi-Taping. Das von uns entwickelte Band heißt Medi-Tape.

Durch unsere Weiterentwicklung erzielen wir wesentlich bessere Erfolge als mit der klassischen Kinesio-Taping-Methode.

versucht. Daraus resultiert eine dauernde Verspannung, die erst nach längerer Zeit bemerkt wird.

Auch Akupunkturpunkte werden bei unserer Therapie berücksichtigt. Durch das Taping werden die Akupunkturpunkte über den Tag hinweg wie durch eine Dauernadelung behandelt. Die Tapes beeinflussen erfolgreich den gesamten zugehörigen Meridian, so wie es beispielsweise auch in der Akupunktmassage nach Penzel der Fall ist.

Info

Durch zu hohe Anstrengung oder häufige Belastung wird die Muskulatur leicht überfordert. Sie wird hart und verursacht Schmerzen. Hier hilft die massierende Wirkung des Tapes.

Methodik des Medi-Tapings

Feste Tapes sind seit langem bekannt. Sie dienten zur Stabilisierung und Immobilisierung (Ruhigstellung) von Gelenken. Diese Methode führte jedoch häufig zu lymphatischen, aber auch venösen Stauungen und dadurch zu einer Verlängerung der Krankheitsphase. Oft kam es zu Muskelatrophien (Rückbildungen im Muskelbereich) und zu Schrumpfungen der Gelenkkapseln. Diese Beeinträchtigungen wiederum führten zu großen Problemen im Bewegungsmechanismus des Körpers. Häufig waren deshalb lange Ruhezeiten und anschließende krankengymnastische Übungen nötig, um eine Genesung zu erzielen.

Bei unserem Taping dagegen verwenden wir ein dehnbares Band, das eine volle Beweglichkeit garantiert – daher auch der Begriff »Full range of motion« = »volle Beweglichkeit«, der sich international durchgesetzt hat.

Der Aufbau des Medi-Tapes

- Die Klebefläche des Bandes besteht zu 100% aus Acryl. Acrylverbindungen sind thermoplastisch, d.h. sie werden beim Erhitzen weich oder schmelzen und werden beim Abkühlen wieder fest.
- Medi-Tapes sind wasserbeständig, d.h. also, wer solche Tapes verwendet, kann unbesorgt baden, duschen und sogar schwitzen, ohne dass die Wirksamkeit des Tapes beeinträchtigt wird!

- Die Tapes enthalten keine Latexbestandteile (diese führen häufig zu Allergien), deshalb kann die Hautverträglichkeit als sehr gut bezeichnet werden.
- Der wellenförmig perforierte Kleber garantiert die Luftdurchlässigkeit des Tapes – und haftet darüber hinaus besser als bei ganzflächiger Beschichtung.
- Körperwärme aktiviert den Klebstoff: Der Klebstoff haftet zwar sofort, wird aber erst durch die Körperwärme »richtig aktiviert«. Deshalb sollten die durch das Taping behandelten Muskeln erst nach ungefähr dreißig Minuten belastet werden.
- Die Außenseite des Tapes besteht aus reiner Baumwolle. Unter dem Tape kann die Haut atmen und weiter wachsen.
- Das Band ist hauptsächlich in Längsrichtung dehnbar und hat eine Eigenelastizität von 10%; diese kann aber auf 130–140% erhöht werden – je nachdem, wie stark es gedehnt wird.
- Das Tape wird in vier verschiedenen Farben verwendet, denn Farben wirken auf energetischem Weg auf das Körpergeschehen und somit auf den Heilungsprozess ein. Die Farbe Rot verstärkt Energie, Blau dagegen entzieht Energie, Gelb wirkt beruhigend. Hautfarbene Tapes haben eine neutrale Wirkung.

Für den Laien ist die Farbe nicht vorrangig entscheidend, weil er sich nicht mit komplexen Krankheitsbildern auseinandersetzen muss, sondern die akuten Schmerzen lindern möchte. Um ganz sicher zu gehen und keinen Fehler zu machen, sollten Sie sich bei der Selbstanwendung für ein hautfarbenes Tape entscheiden. Zeigt dieses allerdings keine Wirkung, suchen Sie bitte unbedingt einen ausgebildeten Therapeuten auf.

GUT ZU WISSEN

Medi-Tape – die Vorteile auf einen Blick

- Es ist in Aufbau, Dicke und Gewicht mit der Haut vergleichbar.
- Es ist luft- und feuchtigkeitsdurchlässig.
- Es ist äußerst dehnfähig.
- Es kann mehrere Tage bis Wochen ohne Probleme getragen werden.
- Es lässt sich sehr leicht ablösen und hinterlässt fast keine Klebereste auf der Haut.
- Es ist äußerst wasserbeständig.
- Es klebt auch nach Auftragen von Massageölen noch gut.
- Es verursacht nur äußerst selten Allergien.

Wirkungsweise des Medi-Tapings

Vorausschicken möchte ich, dass dies nur ein Versuch ist, die Wirkungsweise dieses fantastischen Tapes zu erklären. Besonders die sofortige Schmerzfreiheit ist nicht annähernd mit althergebrachten Auffassungen der Schulmedizin zu erklären. Wir wissen leider noch sehr wenig über Schmerzausbreitung und Schmerzverarbeitung. Das Tape beeinflusst folgende Bereiche des Körpers:

- die Hautsensoren
- die Schmerzrezeptoren
- die Meridiane und Akupunkturpunkte
- die Muskelansätze und Muskeln
- die Gelenkfunktionen
- das zirkulatorische System
- die Faszien
- Narbengewebe
- das viszerale System.

Einfluss auf die Hautsensoren

Die Haut ist unser größtes Organ und bildet die Kontaktfläche zur Außenwelt. Sie verfügt über eine große Anzahl von Sensoren (»Fühlern«), mit denen wir beispielsweise Kälte und Wärme, Berührungen und Druck bis hin zum Schmerz wahrnehmen können.

Durch das Aufbringen von Tapes können wir diese Sensoren stimulieren – ähnlich wie das bei der Akupunktur geschieht. Bei den elastischen Medi-Tapes ist die Wirkung sogar noch intensiver, denn die Hautsensoren werden 24 Stunden am Tag beeinflusst!

Einfluss auf die Schmerzrezeptoren

Für die unglaubliche Wirkung auf die Schmerzrezeptoren konnten selbst Schmerzkliniken, denen ich die Methode des Kinesio-Tapings vorstellte, keine Erklärung finden. Ein Professor meinte, nachdem ich ihn von seinen wochenlang – trotz zwanzig Akupunktursitzungen – anhaltenden Schulterschmerzen durch Taping sofort befreit hatte: »Jo mei – man muss nicht alles im Leben erklären können …«

Ich denke, diese Worte eines anerkannten Wissenschaftlers ersparen Ihnen, dass ich Sie allzu viel mit »neurologischen Ballaststoffen« quäle. Inzwischen wird an verschiedenen Universitäten an diesem Problem geforscht – und mit ziemlicher Sicherheit werden wir in einiger Zeit auch die wissenschaftliche Erklärung dafür haben, warum das Taping diese verblüffende Wirkung der schnellen Schmerzbefreiung hat!

Nach bisher geltender Lehrmeinung laufen die für Schmerzen sensiblen

GUT ZU WISSEN

Die Haut – einige Fakten

Je nach Größe eines Menschen beträgt seine Hautoberfläche 1,5 bis 2 m^2 und macht etwa ein Sechstel seines Körpergewichts aus. Die gesamte Hautoberfläche enthält etwa 2 Millionen Drüsen und ein Blutadernetz, das bis zu 50 Kilometer Länge haben kann.

Die Haut passt sich ständig den Außentemperaturen an und reguliert so den Wärmehaushalt unseres Körpers: Sinkt die Außentemperatur, so verengen sich die Blutgefäße und reduzieren so den Wärmeverlust. Bei ansteigenden Außentemperaturen erweitern sie sich und verhindern so eine Überhitzung des Körpers. Der gesunde Körper hat die Fähigkeit, alle von außen kommenden Kälte- und Hitzereize so auszugleichen, dass die normale Körpertemperatur von 37 Grad konstant bleibt.

Auf der winzigen Fläche von einem Quadratzentimeter befinden sich im Durchschnitt 2 Wärme- und 10 Kälterezeptoren, 20 Talg- und 100 Schweißdrüsen, 5 Haare, 25 Tastkörperchen oder Sensoren (auf der Handinnenfläche sind es sogar 200 pro cm^2!) und 200 Schmerzkörperchen.

Leitungsbahnen von der Peripherie zum hinteren Ende des Rückenmarks und erreichen auf diesem Weg Gebiete des Gehirns, in denen die Information verarbeitet wird. Tatsächlich gibt es ein ganzes Netz peripherer Rezeptoren, deren Informationen weitergeleitet werden. Aber: Viele dieser Bahnen sind bis heute nicht erforscht.

Die Informationen, die vom Rückenmark ins Hirn weitergeleitet werden, rufen nicht automatisch eine Reaktion hervor – dafür bedarf es schon einer gewissen Menge an Informationen. Aufgrund dieser Erkenntnis wurde von den Psychologen R. Melzack und P. D. Wall die so genannte »Gate-Theorie« (gate = engl.: Tor) entwickelt. Nach dieser Theorie gibt es im Rückenmark einen Regelmechanismus, der den Zustrom von Nervenimpulsen steigert oder verringert. Erst wenn die Informationen, die durch das »Tor« gelangen, eine gewisse kritische Menge überschreiten, kommt es im Gehirn zur Aktivierung der für die Schmerzwahrnehmung zuständigen Nervenzonen (s. auch Seite 22).

Diese »Schmerzbotschaften« werden sowohl durch Muskelfasern als auch über die Haut weitergeleitet. Offenbar können die Hautbotschaften viele Rückmeldungen der Muskeln überlagern. Ergebnis: Das auf die Haut aufgetragene Tape führt durch Irritation der Schmerzrezeptoren zur sofortigen Schmerzbefreiung.

Eine weitere mögliche Erklärung für die schnelle Schmerzbeseitigung:

Durch das Tape wird die Haut leicht angehoben. Dadurch wird 1. die Durchblutung und 2. der Stoffwechsel in dem betreffenden Gebiet stimuliert, was beispielsweise zu einem vermehrten Abbau von Schmerzhormonen führt.

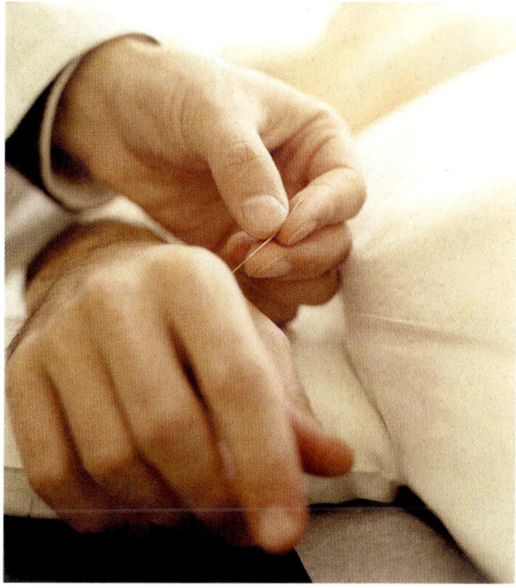

Akupunktur wirkt über die Aktivierung von Energiezentren.

Einfluss auf Meridiane und Akupunkturpunkte

Es gibt verschiedene Arten der Akupunktur: die stechende, die pressende und die massierende. Durch das Aufbringen der Tapes auf Meridiane und Akupunkturpunkte kann ich diese – ähnlich wie bei einer Dauernadel – 24 Stunden täglich beeinflussen. Auch die verschiedenen Farben der Tapes wirken energetisch auf den Körper ein.

Die gezielte Behandlung über die entsprechenden Meridiane und Akupunkturpunkte findet in westlichen Ländern erst in jüngster Zeit Beachtung, so dass fundierte wissenschaftliche Erkenntnisse wohl erst in Zukunft zu erwarten sind. Weitere Informationen zu den Meridianen und Akupunkturpunkten finden Sie ab Seite 29 ff.

Einfluss auf die Muskelansätze und Muskeln

Durch eine Überbeanspruchung der Muskulatur kommt es zu Stauungen an den Muskelansätzen und im gesamten Muskel. Es entstehen Entzündungen, die zu Flüssigkeitsaustritt und Druckerhöhung in dem verletzten Bereich führen. Das kann bei der Untersuchung sehr gut ertastet werden. Die Muskelansätze sind deutlich aufgetrieben und sehr schmerzhaft, wobei der Muskelbauch selbst nicht immer verspannt sein muss, obwohl er in den meisten Fällen ebenfalls wehtut.

Die Durchblutung innerhalb des Muskels wird sehr stark von der Bewegung bestimmt. Veränderungen in der Durchblutung sind eine unverzügliche Angleichung an die erhöhte Stoffwechseltätigkeit des kontrahierten (angespannten) Muskels. Die Erhöhung der Durchblutung (Hyperämie) ist auf Veränderungen in der Durchlässigkeit und

Info

Die Muskelregeneration wird durch passives Stretching und Muskelfunktionen (Spannung und Entspannung) begünstigt.

Dehnung der Muskelkapillaren, also der feinsten Muskelgefäße, und die mechanische Venenkompression zurückzuführen. Die Hyperämie wird über den Sympathikus und durch gefäßwirksame Hormone (Histamin) kontrolliert, die während der Muskelaktivität örtlich freigesetzt werden. Rhythmische muskuläre Kontraktionen erhöhen die Durchblutung um 30 % (zitiert nach Raul Oliveira, TU Lissabon).

Da die Haut und die darunter liegenden Strukturen durch das Tape in der Ruhephase angehoben werden, erhöht sich auch die Durchblutung des betroffenen Bereichs (deutlich über 30 %). Schon nach einer Woche zeigt sich dem Therapeuten ein vorteilhafterer Befund und der Patient leidet deutlich weniger unter Schmerzen!

Heilende Sehnen, die mobilisiert werden, haben eine höhere Reißfestigkeit. Die frühe Bewegung einer verletzten Sehne reduziert die krankhafte Wucherung von Muskelfasergeweben und die Bildung von Verklebungen zwischen der Sehne und ihrer dazugehörigen Scheide. Nach Raul Oliveira können Gewebe, die bei der Heilung nicht mobilisiert bzw. wegen der Schmerzen nur reduziert oder abnorm bewegt wurden, die strukturellen und funktionellen Anforderungen alltäglicher Aktivitäten nicht erfüllen. Dies ist ein ganz wichtiger Grund für den Einsatz des Medi-Tapings bei Verletzungen: Da der Patient beim Auftragen des Tapes in den meisten Fällen eine sofortige Schmerzlinderung erfährt, wird er sich automatisch besser bewegen können. Dadurch kann sich das betroffene Gewebe unter der Mobilisation wieder regenerieren.

Einfluss auf die Gelenkfunktionen

Während nichtelastische Tapes den zu versorgenden Bereich eher abschnüren, erreichen wir mit dem elastischen Medi-Tape neben der Stabilisierung auch einen ständigen Massage-Effekt, wenn wir es in voller Dehnung aufbringen. Hierbei wird gerne mit mehreren Lagen – nebeneinander oder übereinander – gearbeitet, bis die gewünschte Stabilität erreicht ist. Da sich das Medi-Tape elastisch an den Körper anschmiegt, ist es auch wesentlich besser und angenehmer zu tragen als das herkömmliche starre Tape.

Durch die Bewegung wird in der Gelenkkapsel der Stoffwechsel der Synovialflüssigkeit (= viskose Flüssigkeit in den Gelenkkapseln, »Gelenkschmiere«) angeregt, was für den Knorpelaufbau äußerst wichtig ist. Der Wechsel von Be- und Entlastung der Muskeln stimuliert die Stoffwechselaktivität der Knorpelzellen – und dies führt zum Aufbau von Zuckerarten, die vor allem im Bindegewebe vorkommen (Proteoglykane), und von Kollagen (Gerüsteiweiß, das den Hauptbestandteil des Bindegewebes, der Sehnen und Knorpel sowie der organischen Substanz der Knochen bildet). (Zitiert nach Raul Oliveira.)

Einfluss auf das zirkulatorische System

Organismen verfügen über die Fähigkeit der Selbstregulierung und Selbstheilung. Bei Erkrankung des Gewebes kommt es zu Entzündungszeichen (Schmerzen, Erwärmungen, Schwellungen), die dem Körper Warnhinweise übermitteln und den Stoffwechsel verändern – beispielsweise durch den Austritt von Lymphozyten (eine Gruppe der weißen Blutkörperchen, die einen Teil des Immunsystems bilden) und Fibroblasten (Bindegewebszellen), durch die Zunahme von Kollagenfasern und Thrombozyten (Blutplättchen, die für die Blutgerinnung wichtig sind).

Die Gesundheit und die Regeneration unseres Gewebes ist in hohem Maße von der Durchblutung abhängig. Vor allem bei Verletzungen und Krankheiten ist die optimale Versorgung der Blut- und Lymphgefäße wichtig, weil gerade in solchen Fällen ein verbesserter Stoffwechsel zur Gesundung führt! Durch das Medi-Tape wird sowohl eine Neubildung von Blutgefäßen in nicht mehr durchbluteten Geweben erreicht als auch der Abtransport von Schadstoffen verbessert und eine vermehrte Bereitstellung von körpereigenen Heilstoffen ermöglicht.

Info

Der Heilungsprozess ist ganz entscheidend von der Leistung der Blutgefäße des umliegenden Gewebes abhängig. Wird die Durchblutung verbessert, kommt es schneller zur Heilung.

Mit dem Tape trägt der Patient gewissermaßen eine »zweite Haut«. Mit jeder Bewegung werden die Haut und die darunter liegenden Strukturen angehoben, die Lymphflüssigkeit und das Blut in Bewegung gebracht, und mit jeder Muskelanspannung werden die Gefäße und die darunter liegenden Strukturen wieder »ausgepresst«. Venen und Lymphgefäße verfügen über Klappen und lassen den Transport nur in einer Richtung zu – nämlich zum Herzen hin. Das Medi-Taping erhöht den Abfluss des Gewebswassers, gleichzeitig fließt neues Gewebswasser schneller nach. Dadurch wird die Blutzirkulation enorm beschleunigt und somit der Heilungsprozess deutlich verkürzt.

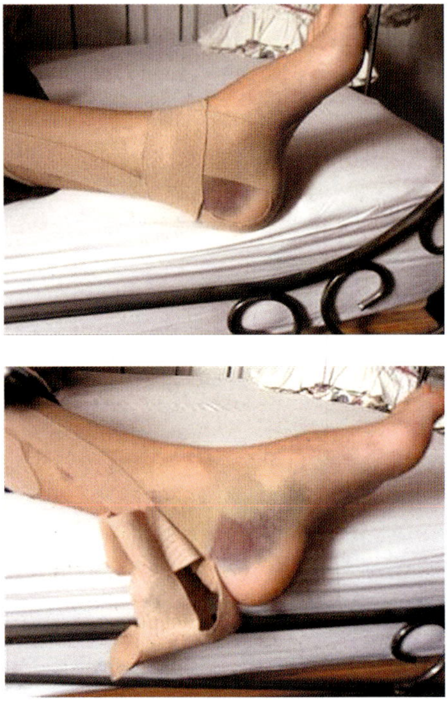

Abbau eines Hämatoms durch Medi-Taping

Bei Verletzungen werden Schmerzhormone freigesetzt. Auch diese werden durch die verstärkte Durchblutung schneller abgebaut: Patienten, die aufgrund einer Verstauchung oder eines Traumas getapet wurden, waren bereits nach wenigen Stunden schmerzfrei. Durch diese schnelle Schmerzbefreiung ist eine baldige Belastung der Muskulatur möglich – was wiederum die Blutzirkulation in den Gefäßen erhöht und gleichzeitig die Muskulatur aufbaut.

Einfluss auf Faszien

Faszien (»Bänder«, die sehnig-faserige Bindegewebshaut, die Muskeln und z.T. auch Organe umgibt) sind ein sehr wichtiger Bestandteil des Körpers, denn sie erfüllen viele wesentliche Aufgaben, z.B. Schutz, Zusammenhalt und Trennung, Stoßdämpfung und Druckabschwächung. Das Fasziensystem weist nicht nur eine eigene Sensibilität auf, sondern kann die ihm über Nervenbahnen zugeleiteten Informationen auch selbständig verarbeiten und darauf reagieren.

Zwar liegen noch keine wissenschaftlichen Studien vor, es deutet sich aber bereits an, dass sich auch bei der Behandlung der Faszien das Medi-Taping positiv auswirken wird.

Einfluss auf das Narbengewebe

Es ist schon lange bekannt, dass Narben Störfelder sind. Seit wir energetische Überlegungen in unsere Therapie übernommen haben, ist die Behandlung von Störfeldern zu einem festen Bestandteil unseres Konzepts geworden. Hierdurch kann – entsprechend der gewählten Farbe – auf den Energiefluss eingewirkt werden.

Bei frischen Operationsnarben konnte durch die Anwendung des Medi-Tapings die Wundheilung beschleunigt und der Wundschmerz sehr schnell gelindert werden. Aber auch alte und harte Narben werden dadurch mit der Zeit weicher und elastischer! So kann die Energie besser fließen, und der Patient fühlt sich wohler!

Einfluss auf das viszerale System

Unter dem viszeralen System verstehen wir alles, was die Eingeweide betrifft.

In diesem Zusammenhang habe ich festgestellt, dass sich bei Patienten, die unter Verstopfungen leiden, nach Anwendung eines Abdomen-Tapes, also eines auf dem Bauch aufgebrachten Bandes, die Stuhlfrequenz wieder normalisierte. Säuglinge mit Dreimonatskoliken schlafen wieder ohne Krämpfe. Auch Colitis-Patienten wurden mit Medi-Tapes erfolgreich behandelt.

GUT ZU WISSEN

Störfelder

Hierbei handelt es sich um Körperregionen, deren nervliche Verbindung mit einem Herd zu einer Reizempfindlichkeit führt. Die örtliche Behandlung an einem Störfeld kann Schmerzfreiheit an einem entfernten Ort herbeiführen.

Wir nehmen daher an, dass die Tapes durch die Dauermassage neben einer äußeren auch eine Wirkung nach innen haben, also auf die Eingeweide. So wissen beispielsweise alle Mütter von jüngeren Kindern, dass Magenbeschwerden gelindert werden können, wenn der Bauch bzw. Magen im Uhrzeigersinn massiert wird.

SPECIAL

Medi-Taping bei Alltagsbeschwerden

Zu langes Sitzen am PC, Dauer-Tippen auf der Tastatur, falsche Belastung der Knie mit hohen Schuhen – all diese täglichen Gewohnheiten beanspruchen unseren Körper und lösen schmerzhafte Verspannungen und Unbeweglichkeit aus. Meistens lässt sich der Ursprung des Schmerzes im Muskel finden und erfolgreich lindern.

Medi-Taping als Diagnose-Methode

Medi-Taping lässt sich nicht nur als Behandlungsmethode gegen den Schmerz einsetzen, sondern hilft ebenso bei der Diagnose der Ursachen von Alltagsbeschwerden. Sicher und einfach kann man mit einer Taping-Anwendung feststellen, ob der Ursprung des Schmerzes im Muskel zu suchen ist – wie bei den meisten Patienten – oder in Bandscheiben, Gelenken und Knochen.

Traumatisierende Untersuchungen wie Computer- oder Kernspintomografie, die Arzt und Patient eher verunsichern, können Sie so abwenden. Viele Operationen, die nur aufgrund von Röntgenaufnahmen durchgeführt werden, sind mit vorheriger Taping-Diagnose vermeidbar. Kurzfristig, zweifelsfrei und ohne Nebenwirkungen kann Ihr Arzt mit der Medi-Taping-Methode herausfinden, welche Behandlungsmethode für Sie die geeignetste ist.

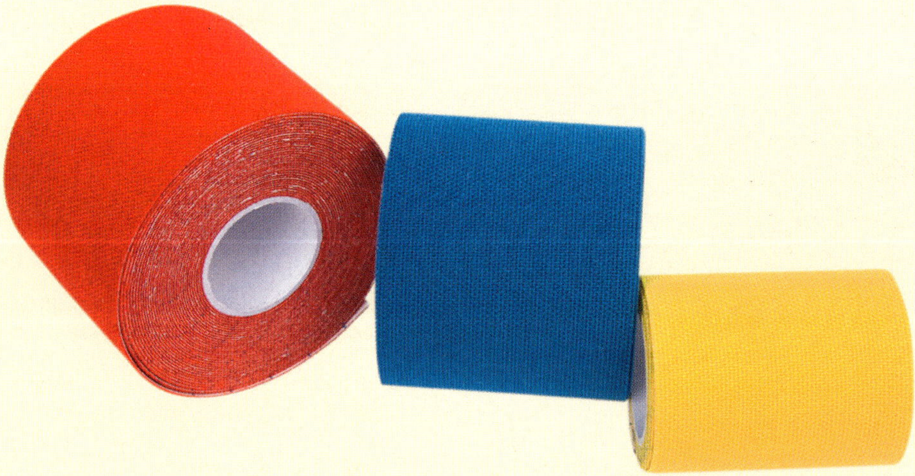

Funktionieren Tapes wie Pflaster?

Innere wie äußere Verletzungen verursachen Schmerzen. Dass man sich bei der Behandlung beider dieselbe Technik zunutze macht, zeigt das folgende Beispiel: Fällt ein Kind beim Spielen hin, versorgt die Mutter die betroffene Hautstelle mit einem Pflaster, pustet und tröstet mit mitfühlenden Worten. Der Schmerz wird gelindert – aber wodurch? Wissenschaftlich ist erwiesen, dass die Berührungsnerven die Berührungsinformation schneller zu Wirbelsäule und Gehirn leiten als die Schmerznerven die Schmerzinformation. Die Natur hat es so eingerichtet, dass das Schmerzempfinden vom Berührungsempfinden überlagert wird, deshalb spielt das Kind beschwerdefrei weiter.

Im Gegensatz zu normalem Pflaster haben die Tapes aber einen entscheidenden Vorteil: ihre Elastizität. Bei jeder Bewegung lösen sie so eine lymphatische Massage aus, damit werden Schmerzhormone abgebaut.

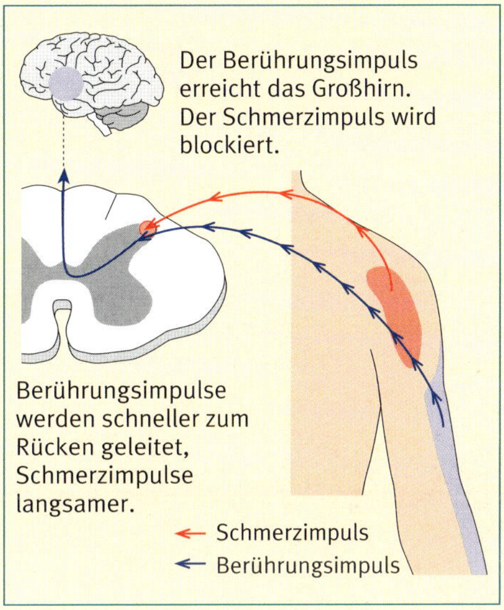

Der Berührungsimpuls kommt bis zum Großhirn. Der Schmerzimpuls wird blockiert. Berührungsimpulse werden schneller zum Rücken geleitet. Die Schmerzimpulse sind langsamer.

Welche Alltagsbeschwerden kann man mit Medi-Taping behandeln?

GUT ZU WISSEN

Unkompliziert und nebenwirkungsfrei können Sie folgende Beschwerden mit Medi-Taping behandeln:

- Nackenschmerzen (s. Seite 48 f.)
- Tinnitus (s. Seite 48 f.)
- Migräne (s. Seite 48 f.)
- Schulterschmerzen (s. Seite 56)
- Rückenschmerzen (s. Seite 65 f.)
- Sehnenscheidenentzündung (s. Seite 74)
- Kniegelenkbeschwerden (s. Seite 84)
- Hüftgelenkbeschwerden (s. Seite 92)

Allgemeine Handhabung beim Medi-Taping

Es gibt verschiedene Formen, in denen man Tapes anlegen kann. So kann man sie in I-, V-, X-Form oder auch in mehrere schmale Streifen schneiden – letzteres Verfahren ist vor allem bei Lymph-Tapes die beste Methode.

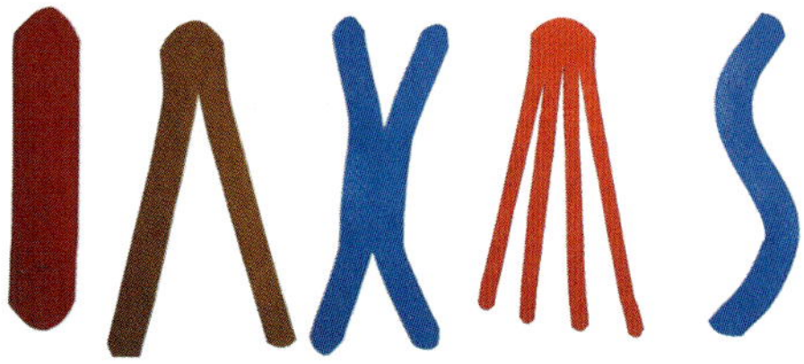

Formen von Medi-Tapes

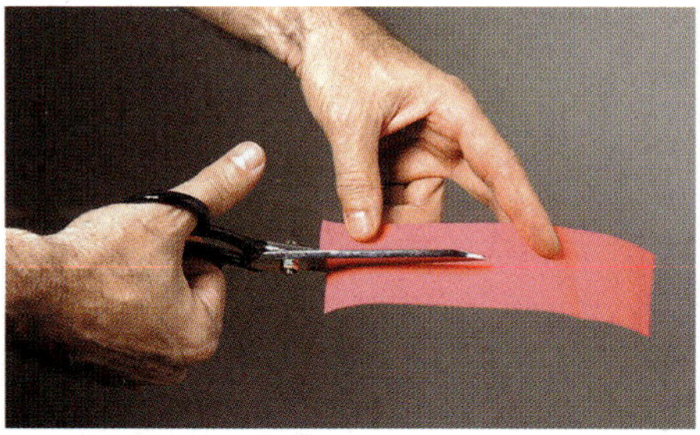

1 Um schmale Streifen zu erhalten, sollte das Tape zuerst längs halbiert werden.

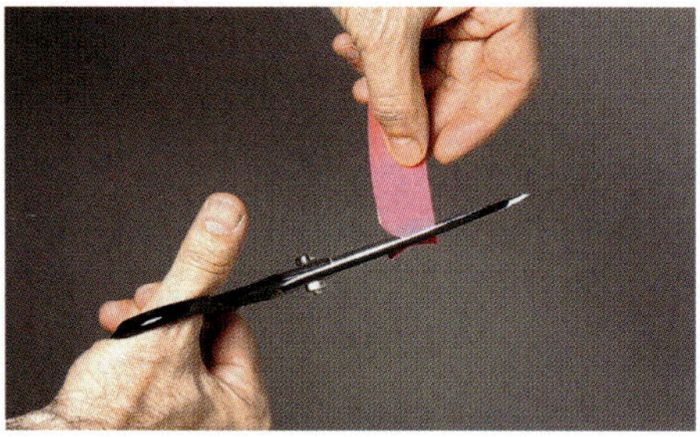

2 Die Enden werden grundsätzlich mit der Schere abgerundet – zum einen, weil das Tape sich auf diese Art nicht so schnell löst, zum anderen, weil es harmonischer aussieht.

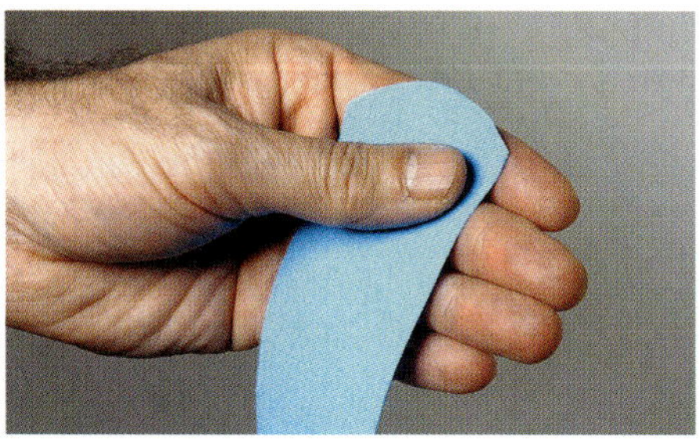

3 Zunächst wird das Tape vom Papier gelöst, indem das Band zwischen Zeigefinger und Daumen gehalten wird, so dass es sicher auf dem Zeigefinger aufliegt.

4 Mit der anderen Hand wird dann das Textilgewebe nach unten abgestreift. Das geht mit dem Zeigefinger meist ganz von selbst.

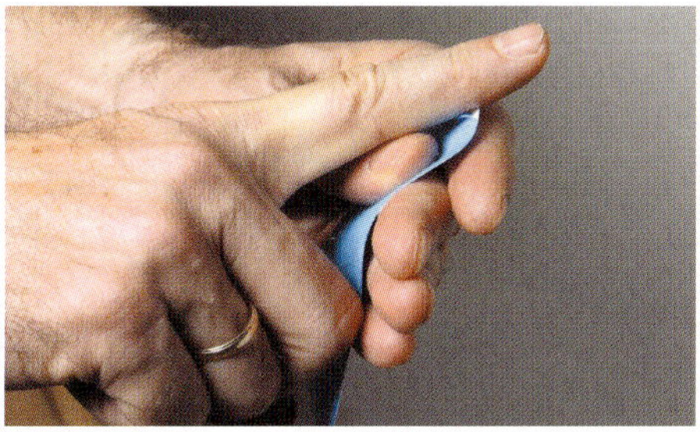

5 Man kann das Papier auch ganz einfach aufreißen. Keine Sorge – das erfordert zwar etwas mehr Geschick und Kraft, das Tape kann dabei aber nicht beschädigt werden!

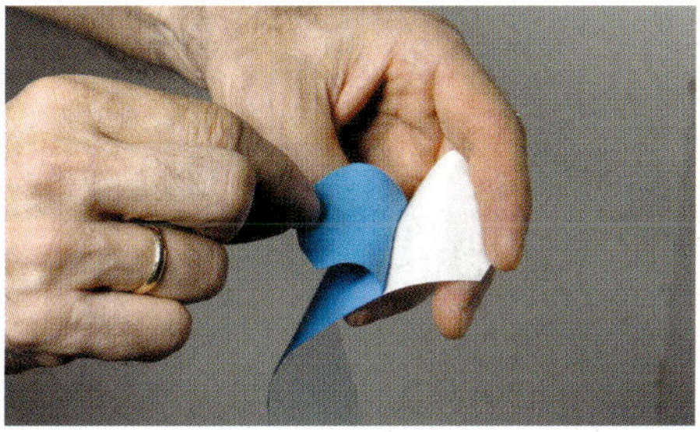

6 Anschließend führt man das Tape zwischen Daumen und Zeigefinger, das Papier zwischen Zeige- und Mittelfinger der einen Hand, während die andere Hand das Band beim Aufbringen gleich richtig feststreicht. Zuletzt das Tape gut auf die Haut andrücken – denn nur wenn es richtig haftet, kann es auch wirken!

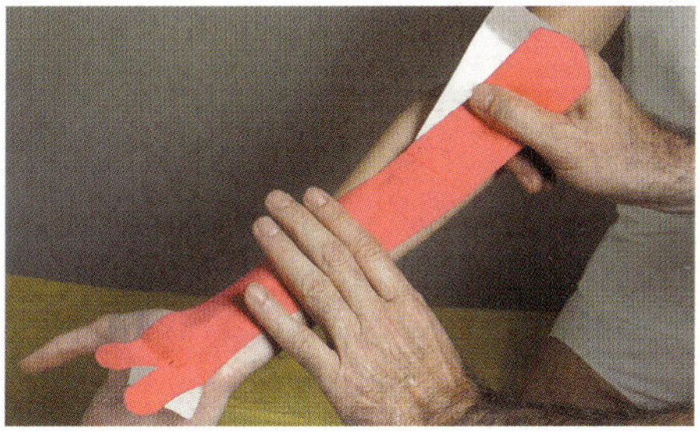

Das Tape lässt sich am besten ablösen, wenn es nass ist – also am besten unter der Dusche oder im Bad. Bei Säuglingen und bei älteren Menschen mit sogenannter Papierhaut empfehle ich, das Tape vor dem Lösen mit Olivenöl zu tränken, dann lässt es sich nach kurzer Dauer leichter lösen. Sollte nach der Lösung des Tapes eine Hautrötung entstehen, so ist dies kein Anzeichen einer Allergie, sondern lediglich ein Hinweis darauf, dass die Haut durch das Tape vermehrt durchblutet wurde: Da das Band die Haut anhebt, können ihre Strukturen besser durchblutet werden. Dadurch erwärmt sich die betreffende Stelle. Die Körperwärme wird nun durch die Haut abgeleitet, indem ihre Kapillaren auf ein Maximum ausgedehnt werden – hierdurch entsteht eine Rötung. Durch die vermehrte Durchblutung werden auch die Nerven besser versorgt – dadurch wird die Haut empfindlicher und es kommt manchmal zu Juckreiz. Auch dabei handelt es sich jedoch nicht um eine allergische Erscheinung! Sollte der Juckreiz auch nach Befeuchten des Tapes nicht aufhören, sollte man es abnehmen und die betroffene Stelle mit einer Pflegecreme behandeln.

GUT ZU WISSEN

Das Tape nicht dehnen!

Das Tape sollte normalerweise nicht gedehnt auf den Körper aufgebracht werden – mit einer Ausnahme (s. S. 25). Gerade ein Ungeübter dehnt es leicht zu stark oder überdehnt es sogar. Vielmehr sollte der zu behandelnde Körperteil immer durch entsprechende Bewegungen maximal vorgedehnt werden. Nur wenn diese Möglichkeit nicht besteht, bringt man das Tape in leicht gedehntem Zustand auf.

Ausnahme: Bei Schmerzen, die genau lokalisiert werden können, sollte das Tape über diesem Bereich grundsätzlich vollständig gedehnt aufgebracht werden. Dabei aber immer einen »Pufferrand« von 5 cm ungedehntem Band an beiden Enden berücksichtigen!

Iliosakral- und Atlasgelenk – die zentralen Gelenke des Körpers

Ist Ihre Haltung nicht gerade, sind Ihre Beine unterschiedlich lang? Hier steht, warum!

Bei der Untersuchung meiner Patienten fiel mir auf, dass jeder, der ein Schulter-, Nacken-, Knie- oder Hüftproblem hatte, auch meistens eine Blockade im Iliosakral- bzw. im Atlasgelenk aufwies. Viele Patienten hatten selbst nach einer Operation weiterhin Beschwerden der gleichen Art wie zuvor.

GUT ZU WISSEN

Iliosakral- und Atlasgelenk

Das Iliosakralgelenk, auch Kreuzdarmbeingelenk genannt, befindet sich am unteren Ende der Wirbelsäule zwischen Kreuz- und Darmbein und stellt die Verbindung dar zwischen Ober- und Unterkörper.

Das Atlasgelenk sitzt am oberen Ende der Wirbelsäule und ermöglicht dem Kopf Nick- und Drehbewegungen.

Anatomisch gesehen lässt die besondere Form und Ausbildung der Gelenkflächen z. B. des Iliosakralgelenks sowie der feste Verbund durch kräftige Bänder kaum die Vorstellung zu, dass hier eine Blockierung überhaupt möglich ist. In Anatomiebüchern sieht es eher so aus, als ob es sich hier um ein absolut stabiles Gelenk handelt. Die Vorstellung, dass die Gelenkteile in eine blockierende Stellung geraten – und dort auch noch verharren –, erscheint geradezu abwegig.

Kommt es jedoch zu einer Blockierung in diesem Gelenk, hat dies zwangsläufig statische Folgen – sowohl für den

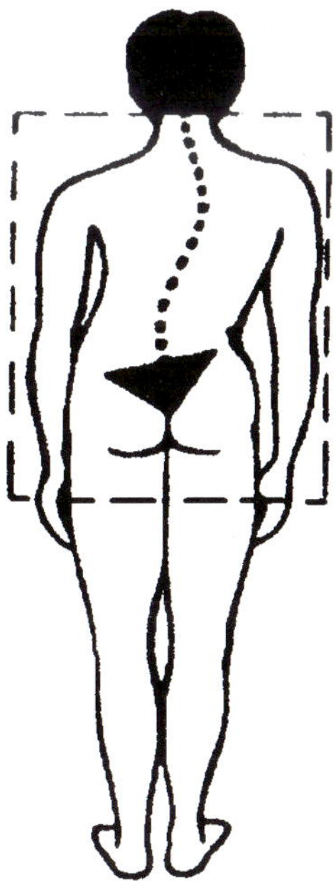

Oberkörper als auch für die unteren Extremitäten! Durch den häufig bestehenden Beinlängen-Unterschied, der bis zu 15 mm betragen kann, ist die muskuläre Belastung auf der rechten Körperseite eine andere als auf der linken. Das bedeutet, dass bei jedem Schritt das eine Bein anders belastet wird als das andere. Ohne dass wir es bemerken, versucht der Oberkörper, dieses Ungleichgewicht wieder auszugleichen. Auf diese Weise entsteht über Monate und oft sogar Jahre hinweg eine Unausgeglichenheit im gesamten Muskelapparat. Dies wiederum führt zu – oft gravierenden – Verspannungen. Es handelt sich zwar bei dem Problem »nur« um wenige Millimeter, diese sind aber für das richtige Funktionieren der Muskeln von größter Bedeutung!

Betrachtet man das Iliosakralgelenk gewissermaßen als Fundament, dann wird verständlich, dass die darauf ruhende Wirbelsäule ebenfalls aus dem Gleichgewicht gerät, sobald eine Iliosakralblockade vorliegt. Dies wiederum hat oft zur Folge, dass auch an der Wirbelsäule statische Veränderungen auftreten. Diese Tatsache wurde erst nach und nach bekannt – dann aber so offensichtlich, dass heute bei jedem Patienten, der mit entsprechenden Schmerzen in meine Praxis kommt, das Iliosakralgelenk untersucht wird.

Solche Blockaden lassen sich beispielsweise mit der Akupunktmassage nach Penzel lösen. Es gibt aber auch andere Wege, die zum Erfolg führen – beispielsweise unser LWS-Stern-Tape! (Dazu finden Sie ausführliche Informationen ab Seite 67.)

GUT ZU WISSEN

Wie wirken sich Gelenkveränderungen aus?

Eine Schiefstellung eines der beiden Gelenke wirkt sich auf die nachfolgenden Strukturen aus, z. B. auf die Muskulatur, das Gewebe und die Bänder. So wird mit der Zeit die Muskulatur einseitig verändert, da der menschliche Körper immer das Bedürfnis hat, »in der Mitte« zu stehen und die Schiefstellung auszugleichen.

Energetisch-physiologisches Medi-Taping (E.P.M.T.)

Medi-Taping beeinflusst den Energiefluss im Körper positiv. Wie das funktioniert, lesen Sie im folgenden Kapitel.

Hermann Christiansen

Wir Therapeuten sehen unsere Arbeit als ganzheitliche Behandlung an. Alle Lebewesen – also auch der Mensch – bestehen aus einem energetischen und einem substanziellen Anteil. Unter dem substanziellen Aspekt versteht man all das, was man sehen kann, vom Menschen beispielsweise Haut, Muskeln, Bindegewebe, Blutgefäße, Knochen, Organe. Wir kennen das Herz-Kreislauf-System, das Nerven- und das Lymphsystem. Nach der fernöstlichen Anschauung ist alles im Leben nach dem Prinzip des Yin und Yang eingeteilt. Auch im Westen – wo das Yin-Yang-Zeichen (die so genannte Monade) inzwischen sehr bekannt ist (möglicherweise ist es sogar das bekannteste Symbol der Welt), kennen wir Beziehungspaare: hell – dunkel, warm – kalt, männlich – weiblich usw. Im Brockhaus werden diese beiden Qualitäten folgendermaßen definiert: »Yin und Yang sind in ihrer jeweiligen periodischen Ab- und Zunahme und in ihrem Zusammenspiel Manifestationen des Tao, das in Ordnung und Wandlung alles Seienden zum Ausdruck kommt.« Das heißt: Etwas Absolutes existiert nicht, alles im stofflichen Bereich hat zwei Seiten. Es gibt keine Ursache ohne Wirkung, keine Krankheit ohne Sinn. Es gibt weder etwas ausschließlich Negatives noch etwas ausschließlich Positives.

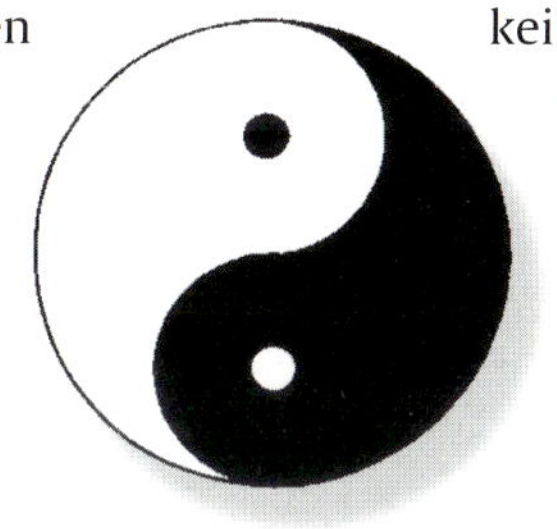

Die westliche Medizin ist heute aufgrund der technischen Möglichkeiten in der Lage, bis in die kleinste Zelle zu »sehen«. Man versteht genauestens das Steuerungs- und Regulationssystem im menschlichen Körper und versucht, bei Störungen gezielt mit Medikamenten und sonstigen Maßnahmen direkt oder indirekt auf die einzelnen Organe oder auf das Steuerungs- und Regulationssystem einzuwirken.

Die Mediziner müssen somit bei jeder Beschwerde das richtige Mittel finden und die entsprechende Dosierung angeben. Dabei leistet die westliche Medizin Dinge, die man nicht hoch genug einschätzen und bewerten kann. Wir sollten daher dankbar sein, dass es all diese Mittel und Therapiemöglichkeiten gibt.

Trotz alledem kommt es zu Situationen, in denen nichts zu helfen scheint. Keine Medizin, keine Therapie »schlägt an«. Der Patient bekommt dann nicht selten zu hören: »Damit müssen Sie wohl leben. Daran lässt sich leider nichts ändern. Nach all Ihren medizinischen Daten und Werten, die alle im Normalbereich liegen, dürften Sie die Beschwerden gar nicht haben. Organisch sind Sie völlig gesund.«

»Organisch« gesund – trotzdem Schmerzen und Beschwerden?

Sie gehören zu den Menschen, die sich mit der Aussage »Damit müssen Sie wohl leben« nicht zufriedengeben?

Dann sollten Sie wissen, dass es neben dem im Westen bekannten Regulations- und Steuerungssystem des menschlichen Körpers noch etwas gibt, das Schmerzen und Beschwerden möglicherweise beeinflussen kann! Die chinesische Medizin arbeitet beispielsweise seit Jahrtausenden mit der Therapie über das Meridiansystem und die Akupunkturpunkte und erzielt damit die erstaunlichsten Erfolge bei der Schmerzbehandlung!

Das System der Meridiane und Akupunkturpunkte wurde im Westen lange angezweifelt, obwohl Mediziner in China, Korea und Japan wie selbstverständlich damit seit Jahrhunderten

GUT ZU WISSEN

Das Meridiansystem

Dieses System unterscheidet sich in Struktur und Funktion grundsätzlich von den Systemen, die in der westlichen Medizin bekannt sind (z. B. Blut- und Lymphgefäße, Nervensystem): Es handelt sich dabei um Energiebahnen, die die verschiedenen Regionen des Körpers bis hin zur letzten Zelle mit Energie versorgen. Sie stehen miteinander in Verbindung, sind also gewissermaßen »vernetzt«.

Meridiane tragen Organnamen und sind paarweise angeordnet, jeder Mensch hat also zwei Herz-, Dünndarm-, Dickdarm-, Blasen-, Nierenmeridiane usw. und damit einen rechten und einen linken Energiekreislauf.

arbeiten. 1985 wurde die Existenz der Meridiane, des Energiekreislaufs und der Akupunkturpunkte auch im Westen nachgewiesen: im »Neckarkrankenhaus« in Paris mit Hilfe von »radioaktiven Tracern«.

Dadurch wurde wissenschaftlich belegt, dass neben den Körpersystemen (Herz-Kreislauf-, Atmungs-, Hormon-, Urogenital-, Nerven-, Lymph-, Verdauungs-, Muskel- und Skelettsystem usw.) ein weiteres System existiert: das Meridiansystem (der Energiekreislauf mit seinen Akupunkturpunkten), über das man gezielt auf die körpereigenen Energien Einfluss nehmen kann.

Was den Fluss der Energie stören kann

Ein wichtiger Grundsatz der östlichen Medizin lautet: »Der Energiekreislauf ist sämtlichen anderen Körpersystemen übergeordnet.«

Demnach können alle anderen Körpersysteme nur dann ihre Aufgaben richtig erfüllen, wenn sie mit der richtigen Menge an Energie und der richtigen Fließgeschwindigkeit versorgt werden. Hat etwa ein Organ zu viel Energie, sprechen wir von einer Überfunktion, hat es zu wenig Energie, von einer Unterfunktion. Da das Meridiansystem ein in sich geschlossenes Gebilde darstellt und der Organismus nur über eine bestimmte Menge an Energie verfügt, dürfte es leicht zu verstehen sein, dass bei Überfunktion an einer Stelle eine Unterfunktion an einer anderen Stelle auftritt – und umgekehrt.

Einfluss der Ernährung

Es gibt sehr viele Möglichkeiten, die zu einer Disharmonie der körpereigenen Energie führen können, z.B. die Ernährung: Mindestens dreimal pro Tag nimmt der Mensch feste und flüssige Nahrung zu sich. Aus östlicher Sicht

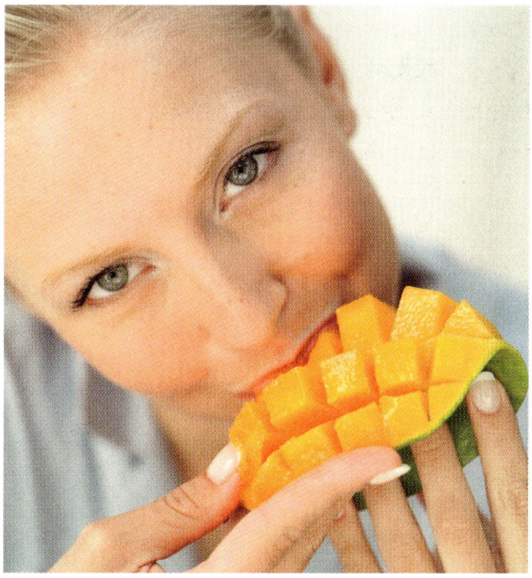

Die richtige Ernährung kann den Energiefluss anregen.

produziert der Körper daraus seine Energie, die wiederum mit Hilfe der Atemluft im wahrsten Sinne des Wortes in das Meridiansystem »hineingeblasen« wird. Aus dem Meridiansystem holt sich nun der Körper, jedes Organ, ja jede einzelne Zelle die Energie. Der Mensch kann die Qualität der Energie beeinflussen, denn es gibt Nahrungsmittel mit viel und solche mit weniger Energie.

Auf Dauer kann ein Zuviel an Energieaufnahme ebenso zu einem Ungleichgewicht im Energiehaushalt führen wie das häufige Essen von Nahrungsmitteln, die zu wenig Energie aufweisen. Dieses Ungleichgewicht kann zu einer Störung des Energieflusses und damit zu einer Krankheit führen.

Auch die geografische Lage, in der wir leben und die daraus resultierenden klimatischen Faktoren beeinflussen unseren Energiehaushalt. Es gibt Nahrungsmittel, die den Körper erwärmen und andere, die auf den Körper abkühlend wirken. Menschen, die in nördlichen, nasskalten Klimazonen leben, brauchen Nahrungsmittel mit anderen thermischen Wirkungen als Menschen aus südlichen, heißen und trockenen Gefilden. Und: Menschen aus nasskalten Klimazonen leiden an anderen Krankheiten als jene aus heißen und trockenen Klimazonen.

Aber die heutige Zeit macht alles möglich. Mit dem Flugzeug werden Nahrungsmittel von Nord nach Süd und umgekehrt transportiert – und damit auch die »thermische Wirkung« der einzelnen Nahrungsmittel.

Einfluss der Atmung

Unsere Lunge versorgt uns mit der notwendigen Atemluft. Aus energetischer Sicht sorgt sie aber neben vielen anderen Dingen auch dafür, dass die vom Körper produzierten Lebensenergien mit einem bestimmten Druck und einer bestimmten Geschwindigkeit durch unser Meridiansystem fließen. Eine oberflächliche Atmung oder eine ungleichmäßige Atemfrequenz können ebenfalls den Energiefluss stören und damit zu einer Krankheit führen.

Einfluss von Emotionen

Emotionen wie Wut, Zorn, Frustration, Begierde, Grübeln, Trauer, Ängste, die plötzlich aufwallen beziehungsweise über längere Zeit anhalten, können eine Wirkung auf den Energiefluss ausüben.

Zwar gehören Emotionen zu uns wie das Leben an sich. Die Kunst ist aber, mit den Emotionen richtig umzugehen und sie zu beherrschen, sich aber nicht von ihnen beherrschen zu lassen!

Einfluss der Konstitution

Die Konstitution des Menschen ist das, was er von seinen Eltern als »Körper« mitbekommen, also geerbt hat. In der östlichen Medizin heißt es: »Ein kraftvoller, lebenslustiger, positiv eingestellter Mensch wird leichter mit einer Krankheit fertig werden als eine Person, die diese Eigenschaften nicht in ausreichendem Maße besitzt.«

Damit sind hier nur einige Beispiele angeführt, die Einflüsse auf unser Energie-Kreislauf-System ausüben. Auch Verletzungen, Unfälle, aber auch Narben und unser Skelettsystem (s. u.) beeinflussen den Energiekreislauf. Einzelne dieser Faktoren oder mehrere in Kombination können spontan oder über längere Zeit den Energiefluss stören.

Schmerz und seine Wirkung auf den Energiefluss

In der Traditionellen Chinesischen Medizin (TCM) handelt es sich bei Schmerzen und Beschwerden um eine Disharmonie zwischen Yin und Yang. Eine Krankheit stellt eine Disharmonie zwischen klimatischen Faktoren, Emotionen, Ernährung, Atmung und Bewegung dar. Dazu merkt Dr. Voll, der Begründer der Elektro-Akupunktur, an: »Schmerz ist der Schrei des Gewebes nach fließender Energie.« Und Willi Penzel, der Begründer der Akupunkt-Massage nach Penzel, sagte: »Schmerz ist eine Energieflussstörung.«

Eine energetische Behandlung über die Meridiane oder die Akupunkturpunkte sucht nach der Ursache der Energieflussstörung. Diese Faktoren zu erkennen und zu bereinigen, gezielt Energie dorthin zu transportieren, wo zu wenig vorhanden ist, und umgekehrt Energie an Stellen einzudämmen, wo sie im Überfluss da ist, bringt die Energien wieder zum Fließen.

Aber auch die energetische Therapie hat ihre Grenzen. Wenn Gewebe unwiederbringlich zerstört ist, kann sie zwar z. B. Schmerzen lindern, aber nicht heilen. Die energetische Therapie ist eine Erweiterung aller Therapiemöglichkeiten, die die westliche Medizin kennt und sollte auch so betrachtet werden.

Das Skelett und seine Wirkung auf den Energiefluss

Fehlstellung des Iliosakralgelenks

Der Mensch steht mit seinen Beinen auf beiden Füßen. Die Beine sind über die Hüften an beiden Beckenschaufeln fixiert und über das Kreuzbein miteinander verankert. Auf dem Kreuzbein steht unsere Wirbelsäule – fünf Lendenwirbel, zwölf Brustwirbel, sieben Halswirbel, darauf der Kopf mit dem Gehirn – unsere »Schaltzentrale«. Zwischen den Wirbelkörpern liegen die Bandscheiben. Durch Positionsveränderungen dieser vielen Knochen und Gelenke kann es vorkommen, dass dadurch Meridiane »eingeknickt« und/oder verengt werden – und damit der Energiefluss beeinträchtigt wird.

Info

In der Traditionellen Chinesischen Medizin sind Blockaden des Energieflusses bekannt; diese versucht man zu lösen oder ihr Auftreten zu vermeiden, z. B. über Tai-Chi und Qi-Gong.

Dauerhafte, einseitige Fehlbelastungen können solche Blockaden des Energieflusses herbeiführen, aber auch Unfälle (z. B. Schleudertrauma), ein Fehltritt ins Leere oder ein Sturz aufs Gesäß. Beispielsweise kann bei einem einseitigen Sturz die Beckenschaufel nach oben »rutschen« und zu einer Schiefstellung des Kreuzdarmbein- bzw. Iliosakralgelenks führen. Die Folge: Im Liegen zeigt sich an der nach oben »gerutschten« Beckenschaufel ein »kurzes« Bein, das andere Bein wird subjektiv als »länger« empfunden.

Der Fehltritt oder Sturz verursacht über Tage oder sogar Wochen Schmerzen, wobei der Körper diesen Schmerz kompensiert, indem andere Gelenke ihre physiologische Position verlassen. Aber die Gelenkblockade bleibt! Der Patient läuft auf einem »kürzeren« und einem »längeren« Bein. Dadurch muss die Wirbelsäule eine Ausgleichsbewegung nach oben machen, was zu einer aufsteigenden Skoliose (= Rückgratverkrümmung) führt.

Da nun der Körper einen großen Aufwand an Energie nur dafür aufbringt, sich im Mittelpunkt bzw. Gleichgewicht zu halten, fehlt diese Energie an anderen Stellen. Darüber hinaus hat die Fehlstellung Folgen für das Skelettsystem: Das »kurze« Bein wird mehr belastet – so stehen Fuß, Knie, Hüfte, aber auch die Wirbelkörper und damit die Bandscheiben nicht mehr optimal aufeinander. Der Druck auf die Gelenke und die Wirbelsäule verändert sich, weil diese einseitig mehr belastet werden. Die Wirbelkörper verdrehen sich und werden in ihrer physiologischen Bewegung eingeschränkt.

Die Versorgung der Nervenzellen durch die Nerven, die über die Wirbelsäule funktioniert, kann dadurch beeinträchtigt werden. Es kann zu Fehlinformationen im Nervenzentrum kommen.

Fehlstellung des Atlasgelenks

Aber auch eine Fehlstellung der Halswirbel hat Folgen. Beispiel: Durch ein Schleudertrauma verlässt der 1. Halswirbel seine physiologische Position, die Wirbelsäule vollführt eine Ausgleichsbewegung nach unten (absteigende Skoliose), das Becken »stellt sich schief«. So haben wir auch hier ein »kurzes« und ein »langes« Bein – und damit wieder Fehlbelastungen der Gelenke und Knochen.

Ein blockierter und/oder fehlgestellter Halswirbel kann somit dafür verantwortlich sein, dass man Hüft- oder Kniebeschwerden bekommt oder der Kreislauf ab und zu »verrückt spielt« und vieles andere mehr.

Ein blockiertes Skelettsystem kann »schuld« daran sein, dass man Migräne oder Schulterschmerzen hat, der Magen übersäuert ist, die Finger einschlafen und, und, und ...

Bei der Behandlung einer Energieflussstörung wird das primär fehlgestellte Gelenk diagnostiziert, nach den Regeln der Energetik therapiert und mit sanften mechanischen Bewegungen in seine physiologische Position zurückgeführt. Denn nur, wenn das primär blockierte oder fehlgestellte Gelenk aus seiner »Zwangslage« befreit wird, haben auch alle anderen Gelenke die Möglichkeit, wieder ihre physiologische Position einzunehmen.

Symptome, die auf eine Gelenkblockade hinweisen

GUT ZU WISSEN

- unerklärliche Beschwerden, egal wo
- Klagen über »tausend verschiedene Krankheiten«
- plötzlich auftretende Hüftschmerzen
- Schmerzen, die über die Hüfte nach vorn zur Leiste ausstrahlen
- einseitige Muskelschmerzen im Bein
- das Gefühl, dass die hinteren Kniesehnen zu kurz sind
- unerklärliche, ständig wiederkehrende Knieschmerzen
- Übersensibilität am Oberschenkel
- Hautjucken oder -kribbeln drei Finger über dem inneren Fußknöchel
- wechselnde Beschwerden an Gelenken
- wandernde Wirbelsäulenschmerzen, die nach einer Ruhepause besser werden

Auch Narben können den Energiefluss stören

Sie haben keine Narben? Irrtum! Jeder Mensch hat einen Bauchnabel! Weitere Narben können sein: Impfnarben, Blinddarm-, Leistenbruch- oder Meniskus-Operation, um nur einige zu nennen. Aber auch Ohrlöcher und Piercings zählen mit dazu.

Ihre Narbe stellt ein Störfeld dar, wenn sie sich anfühlt wie unten beschrieben, und kann so auf Ihren Energiefluss einwirken. So kann beispielsweise eine Narbe am Großzeh »Schuld« sein an Schmerzen in der Schulter oder eine Leistenbruchnarbe an Rückenschmerzen usw.

GUT ZU WISSEN

Test: Wie stellt man eine Störung durch Narben fest?

Fahren Sie zunächst mit Ihren Fingerkuppen über eine gesunde Stelle Ihrer Haut auf der Körperseite, die der Narbe gegenüber liegt. Nehmen Sie das Gefühl wahr. Nun führen Sie die Fingerkuppen mit dem gleichen Druck in die gleiche Richtung über das Narbengebiet und die Narbe selbst. Wie fühlt sich die Narbe an? Sensibel? Taub? Ist die Narbe schmerzhaft oder juckt von Zeit zu Zeit?

Spüren Sie sie bei Wetteränderung? Ist sie sehr stark gerötet?

E.P.M.T. – eine ganzheitliche Therapie

Beim Energetisch-physiologischen Medi-Taping (E.P.M.T.) handelt es sich um eine einzigartige Verbindung von Energetik, Statik, Physiologie und der Taping-Methode.

E.P.M.T. ist eine ganzheitliche Therapie, denn sie betrachtet nicht das Symptom, das Krankheitsbild, den Ist-Zustand, sondern den ganzen Menschen. Bei der Therapie geht es darum herauszufinden, wo das Primäre (also die Ursache) der Beschwerden liegt und dieses zu erkennen und zu therapieren, damit das Sekundäre (also das Symptomatische) sich auflöst.

Zu diesem Thema noch einige Anmerkungen aus energetischer Sicht.

Die Atmung

Die Lunge nimmt über die Atemluft reine Energie (in der chinesischen Medizin »Qi« genannt) auf – dadurch beeinflusst sie den Druck in den Meridianen. Vergleichen wir das Meridiansystem mit einer Wasserleitung. In der Wasserleitung ist Wasser. Dieses ist mit der Energie, dem »Qi«, in unseren Meridianen zu vergleichen. Das Wasser in der Leitung kann aber nur fließen, wenn ein gewisser Druck besteht.

Auch die Lebensenergie in den Meridianen kann nur dann optimal fließen, wenn darin ein gewisser Druck vorherrscht. Diesen Druck baut unsere Lunge auf. So zeigt eine tiefe gleichmäßige Ein- und Ausatmung dem Arzt oder Therapeuten aus energetischer Sicht an, dass der Meridiandruck ohne Befund, also »in Ordnung« ist. Einem Patienten, der Schmerzen hat, sehen wir den Schmerz nicht nur an seiner Körperhaltung oder seinem Gesichtsausdruck an, sondern wir bemerken ihn auch aufgrund seiner Atmung, denn Schmerzen verursachen über kurz oder lang eine oberflächliche Brustatmung.

In diesem Fall sind Atemübungen unbedingt erforderlich. Die richtigen Atemübungen bei Schmerzzuständen können den Druck und die Fließgeschwindigkeit in den Meridianen erhöhen und Energieblockaden lösen!

Die Ernährung

Aus energetischer Sicht besitzen unsere Nahrungsmittel »Qi«, also Energie, und haben eine thermische Wirkung auf unseren Energiekreislauf und damit auch auf unseren gesamten Organismus. Die Energielehre sagt: »Der Mensch ist, was er isst!«

Info

Essen macht nicht nur satt: Alle Nahrungsmittel haben eine energetische und eine thermische Wirkung auf unseren Körper.

Um ganzheitlich zu heilen, sollte ein Therapeut das Yin- und Yang-Prinzip der Nahrungsmittel kennen, um dieses in die Therapie einbauen zu können.

Nahrungsmittel, die sehr viel Yang (Sonne) benötigen, um zu reifen, wirken auf unseren Organismus kühlend. Dazu gehören fast alle Südfrüchte sowie feste und flüssige Nahrungsmittel, die einen »bitteren« Geschmack haben, also fast alle grünen Salate und fast alle grünen Tees. Alle diese Nahrungsmittel beinhalten weniger Energie als die folgenden, die sehr viel Yin benötigen, um zu reifen. Dazu gehört fast alles, was unter der Erde wächst, sowie Früchte, die den Frost benötigen, um erst richtig schmackhaft zu werden sowie alle tierischen Nahrungsmittel.

Ein Mensch, der ständig Nahrungsmittel zu sich nimmt, die wenig Energie abgeben, kühlt seinen Körper aus, das bedeutet: Es kommt auf Dauer zu einem Energiemangel.

Ein Mensch, der ständig Nahrungsmittel zu sich nimmt, die sehr viel Energie abgeben, überhitzt seinen Körper.

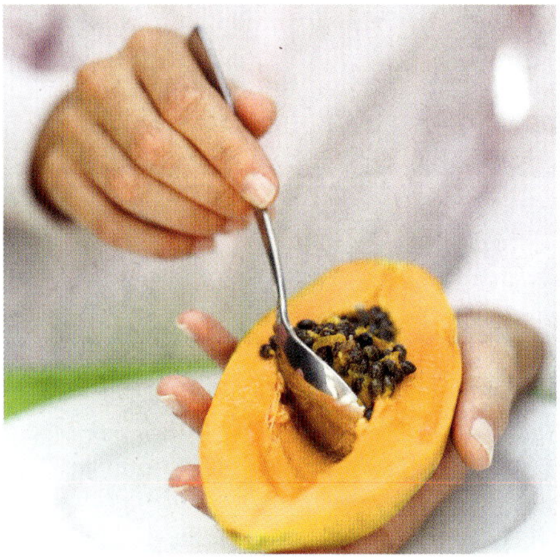

Gesunde Ernährung sorgt für lebensnotwendige Energie.

Ein Beispiel: Kalte Hände, kalte Füße (besonders abends), kalte Knie, ein kaltes Gesäß, ein kalter Unterbauch sind Hinweise darauf, dass Sie überwiegend Nahrungsmittel aufnehmen, die sehr viel Yang (Sonne) benötigen und daher den Organismus kühlen.

Auch unser Essverhalten hat Einfluss auf unseren Energiekreislauf. Durch Essen von zu großen Mengen, zu schnelles Essen, Essen am späten Abend, unregelmäßiges oder einseitiges Essen usw. rauben wir uns oft selbst unser lebensnotwendiges Qi und verringern somit unsere Lebensenergie!

Indikationen für das Medi-Taping

Allgemein

- Gelenkschmerzen
- Gelenkverstauchungen
- muskuläre Schmerzsyndrome
- Muskelverkrampfungen

Kopf, Gesicht und Hals

- Kopfschmerzen
- Spannungs- und Clusterkopfschmerz; bei Letzterem handelt es sich um einen gehäuft oder »serienmäßig« auftretenden Kopfschmerz.
- Migräne
- Trigeminusneuralgie; hierbei handelt es sich um einen kurz andauernden, meist einseitigen, mit Zuckungen der Gesichtsmuskulatur, Hautrötung sowie gesteigertem Speichel- und Tränenfluss einhergehenden Schmerzanfall des Trigeminus.
- Masseterschmerzen (Schmerzen in den Kaumuskeln)
- Zähneknirschen
- muskulärer Tinnitus
- Schwindelzustände
- Nasennebenhöhlenentzündungen
- Rhinitis allergica (Heuschnupfen)
- Stiff-man-Syndrom (anhaltende Muskelsteifigkeit, vor allem in der Nacken- und Rückenmuskulatur)
- KiSS-Syndrom

Rumpf

- Rückenschmerzen (auch in der Schwangerschaft)
- Beschwerden der Hals-, Brust- und Lendenwirbelsäule
- Ischiaserkrankungen
- Bandscheibenvorfall
- Schmerzen nach Bandscheibenoperationen
- Piriformis-Syndrom
- Steißbeinschmerzen
- Osteoporoseschmerzen
- Atlas-/Iliosakralgelenkblockaden (siehe dazu auch Seite 27)

Extremitäten

- Tendovaginitis (Sehnenscheidenentzündung)
- Insertionsendopathie (abakterielle Entzündung der Sehnen bzw. Sehnenscheiden oder degenerative Veränderungen an Sehnenursprüngen und -ansätzen)
- Thrombophlebitis (akute Thrombose oberflächlicher Venen mit entzündlicher Reaktion der Gefäßwand)
- Lymphödeme in den Extremitäten (durch Behinderung des Lymphabflusses verursachte Geschwulste)
- Sudeck-Syndrom; dies ist eine in den Extremitäten auftretende, durch örtliche Durchblutungs- und Stoffwechselstörungen auftretende Mangelerscheinung im Knochen- und Weichteilgewebe. Entzündliche Schwellungen und Gelenkversteifungen können die Folge sein.

Arme
- Tennisellenbogen, Golferellenbogen
- Impingement-Syndrom (Funktionsbeeinträchtigung des Schultergelenks durch chronische Überbelastung bei Tennis- und Golfspielern, Schwimmern und Werfern)
- Schulterschmerzen
- Sattel- und Fingergelenkarthrosen

Beine
- Hüftgelenksschmerzen
- Kniegelenkschmerzen
- Sprunggelenksarthrose
- Morbus Perthes
- Fersensporn; hierbei handelt es sich um einen Knochenauswuchs, der durch Überbelastung des Sehnenansatzes der Fußsohlenmuskeln am Fersenbein entstehen kann.

Innere Organe
- viszerale Schmerzsyndrome (Schmerzen in den Eingeweiden)
- Verstopfung
- Harninkontinenz
- Prostatitis (Prostata-Entzündung)
- Dreimonatskoliken (treten häufig bei sehr jungen Säuglingen auf)

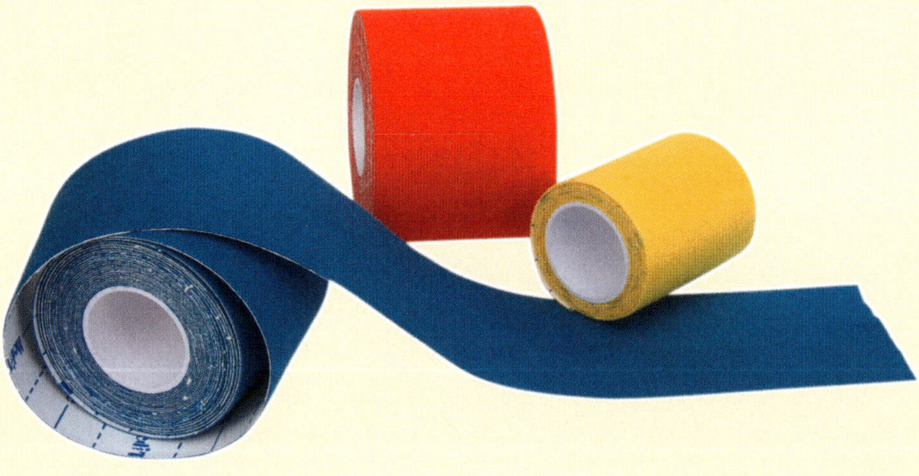

Verschiedene Schmerzzustände

- Fibromyalgie; chronische Schmerzen im Bereich der Muskulatur, des Bindegewebes und der Knochen
- rheumatische Erkrankungen
- Spätfolgen von Multipler Sklerose: Die Multiple Sklerose ist eine der schwersten und am häufigsten auftretenden Erkrankungen des zentralen Nervensystems. Dabei kann es zu Seh- und Sprachausfällen, Reflexverlusten, Lähmungserscheinungen und anderen Symptomen kommen. Der Krankheitsverlauf zieht sich meistens über Jahrzehnte hin.
- neuropathische Schmerzen
- Polyneuropathie; Sammelbezeichnungen für Erkrankungen des peripheren Nervensystems, die mit motorischen, sensiblen und/oder vegetativen Funktionsausfällen einhergehen
- Restless-Legs-Syndrom; hierbei handelt es sich um eine meist in Ruhe – besonders nachts – anfallweise auftretende Hautempfindung an der Außenseite der Beine mit starkem Bewegungsdrang
- Nervenverletzungen.

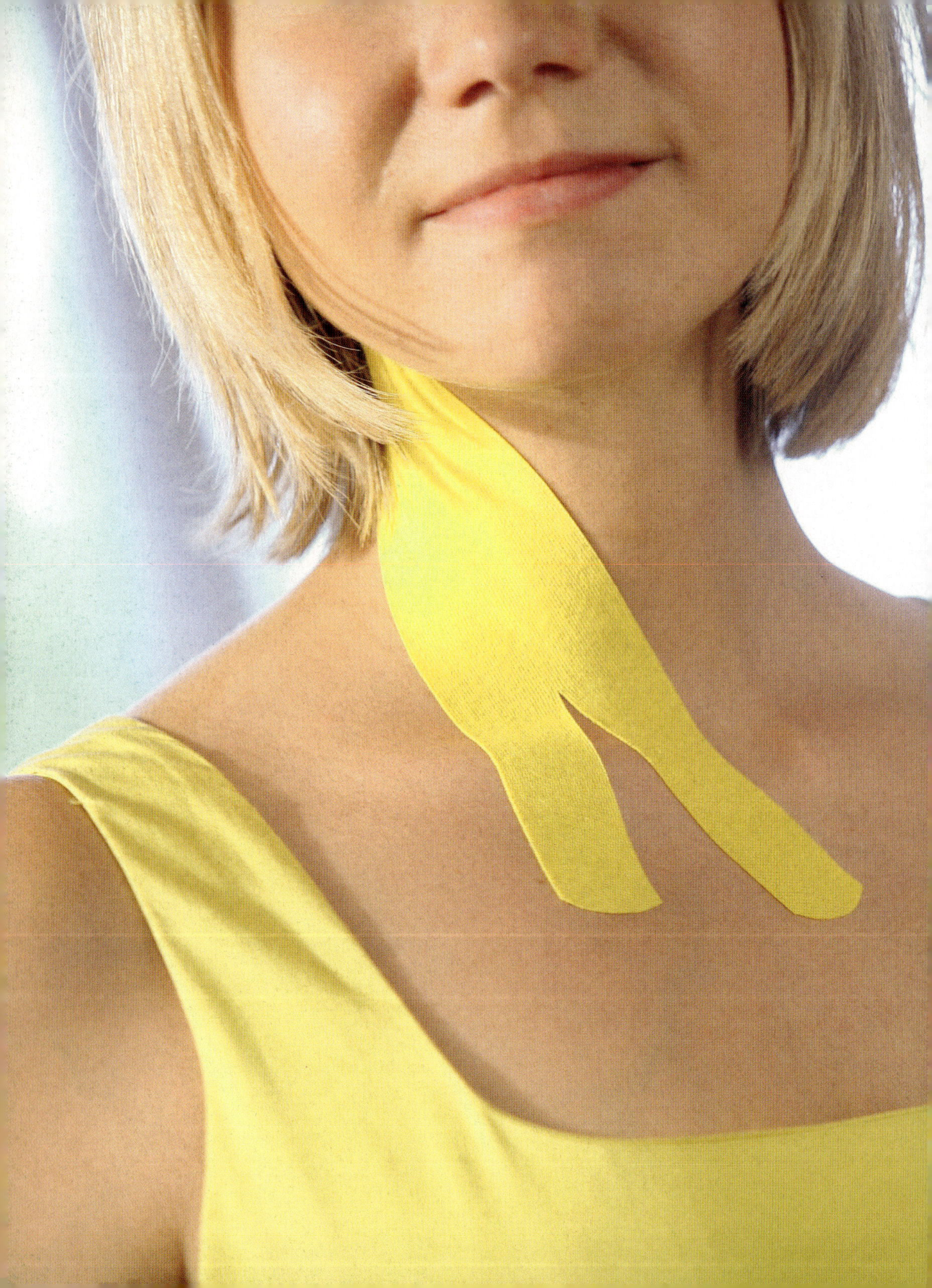

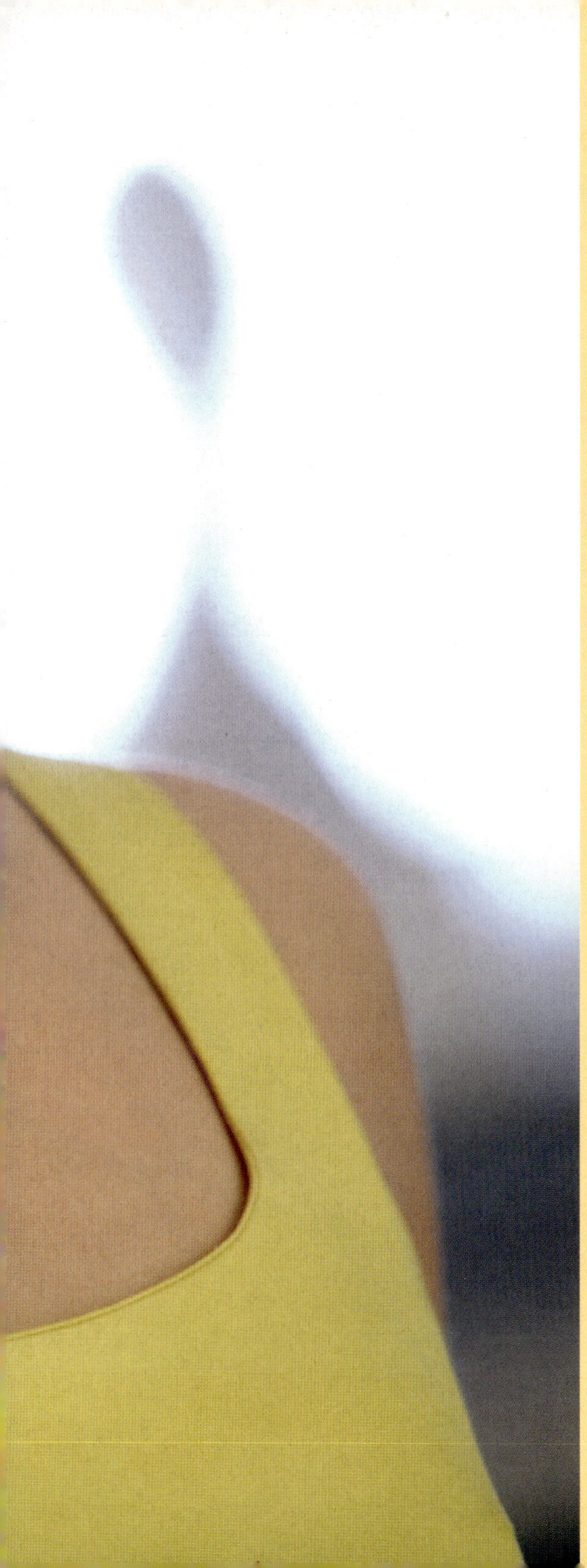

Anwendungs-bereiche des Medi-Tapings

Medi-Taping ist eine wirksame Methode zur Prophylaxe von Verletzungen. Aber auch bei Fehlhaltungen und den daraus häufig entstehenden Schmerzen erweist sich Medi-Taping als hervorragende Therapie zur Schmerzlinderung und -beseitigung.
Lesen Sie im folgenden Kapitel mehr über die wichtigsten Anwendungen des Medi-Tapings.

Prophylaktische Maßnahmen beim Sport

Gerade hier ist Medi-Taping besonders wirksam und erfolgreich. Wo es hilft, zeigen wir jetzt.

Diaphragma-Tape

Als ich in der Nähe von Bielefeld einen Kurs zum Thema Medi-Taping für Hausärzte und Orthopäden gab, nahm ein Kollege daran teil, der einen beneidenswert athletischen Körper hatte. Er berichtete mir, dass er fast jeden Tag 10 bis 15 Kilometer läuft und auch sonst sehr viel Sport treibt. Ich legte ihm zu Versuchs- und Demonstrationszwecken ein Diaphragma-Tape zur Lungenentlastung auf. Am nächsten Tag erzählte er stolz, dass er seine Bestzeit auf 10 km um ganze fünf Minuten verbessern konnte! So etwas habe er noch nie erlebt. Er hatte gleich nach Auftragen des Tapes bemerkt, dass er leichter atmen konnte.

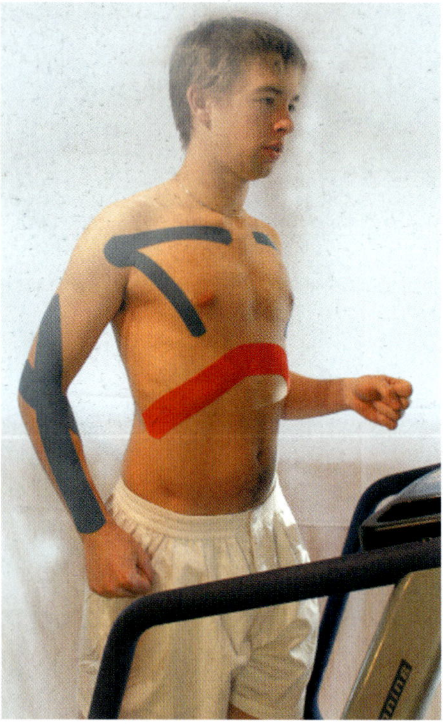

Auch viele Asthmatiker konnten nach Auftragen des Tapes sofort besser Luft holen. Eine Frau mit ausgeprägter Osteoporose und massivem Rundrücken, die sehr schlecht Luft bekam, unternahm mehrfach eine weite Anreise, um sich durch das Taping Erleichterung beim Atmen zu verschaffen.

Das Diaphragma-Tape wird auf den vorderen unteren Rippenbogen aufgetragen. Dies kann der Patient selbständig ohne fremde Hilfe durchführen. Auftragen des Tapes s. Seite 106.

Achilles-Tape

Die Wade ist ein sehr beanspruchter Körperteil, daher ist als prophylaktische Maßnahme die Versorgung der Waden mit einem so genannten Achilles-Tape vorteilhaft. Dieses Tape vermindert das Auftreten von Wadenkrämpfen und empfiehlt sich vor allem für Läufer, Tänzer, Radfahrer, Klettersportler und für alle Aktiven in Ballsportarten. Als Sportler werden Sie nicht mehr darauf verzichten wollen, weil es Ihre Leistung verbessert und Sie während der Bewegung und anschließend deutlich weniger Beschwerden haben werden. Behandeln können Sie damit fast alle Probleme der Vorfüße. Die Wadenmuskulatur wird durch das Tape sofort entspannt, der Zug auf den Vorfuß gelockert. Auftragen des Tapes s. Seite 101.

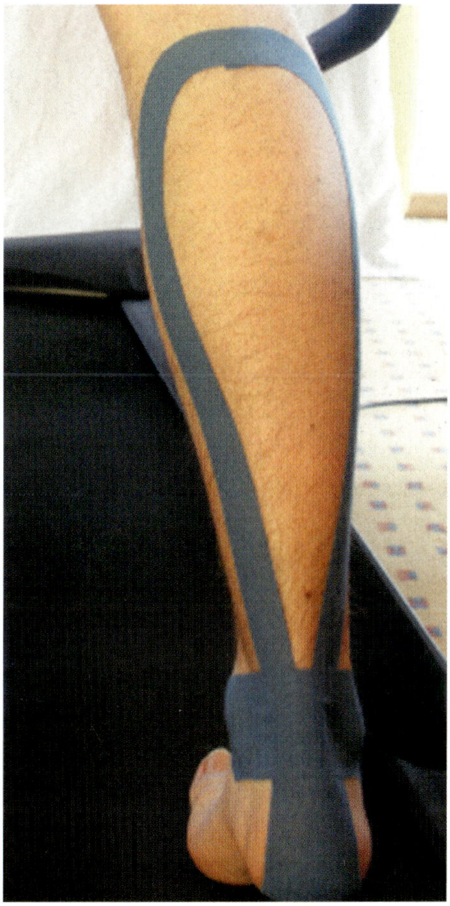

Wirbelsäulen-Taping

Eine weitere sinnvolle Prophylaxe ist ein Wirbelsäulen-Taping mit sternförmig aufgebrachten Bändern im Bereich der Lendenwirbel. Es hat sich vor allem im Ausdauersport bewährt. So klagen viele Läufer nach längeren Strecken über Rückenschmerzen. Durch dieses Tape können Sie eine permanente Entspannung des Rückens erwarten! Auftragen des Tapes s. Seite 64f.

Knie- und Kniegelenkserguss-Tape

Auch die Kniegelenke können sehr gut prophylaktisch versorgt werden – vor allem bei Menschen, die an dieser Stelle zu Reizergüssen neigen. Um diese zu lindern bzw. überhaupt zu verhindern, wird ein Kniegelenkserguss-Tape aufgebracht (s. auch Seite 88).

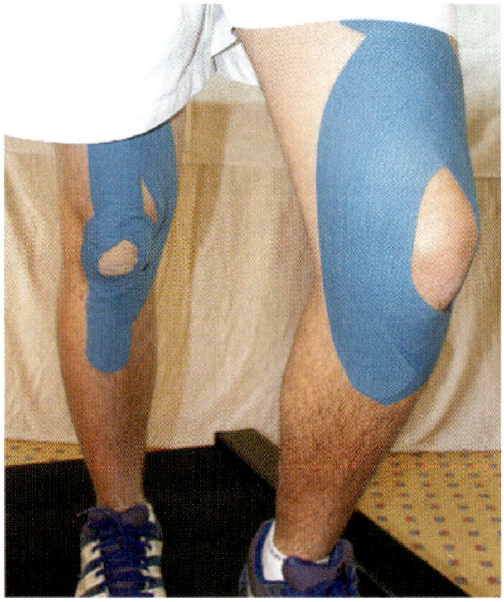

Wenn beim Laufen häufig Innenbandschmerzen am Knie entstehen, empfiehlt sich als Vorbeugung das traditionelle Knie-Tape mit dem Sartorius-Tape (s. auch Seite 86/98).

Medi-Tapes für die Fingergelenke

Eine Möglichkeit zur prophylaktischen Behandlung besteht in der Umwicklung der Finger mit Medi-Tapes. Diese Patienten leiden oft schon unter einer Gelenkentzündung, oder die Fingermuskeln sind ganz einfach überlastet. Mit den bisher verwendeten starren Tapes lassen sich die Finger schlecht bewegen, es kann außerdem zu Stauungen und Durchblutungsstörungen kommen.

Mit dem Medi-Tape dagegen bleiben die Gelenke frei beweglich und sind trotzdem geschützt. Außerdem werden sie bei jeder Bewegung massiert! Auftragen des Tapes s. Seite 81.

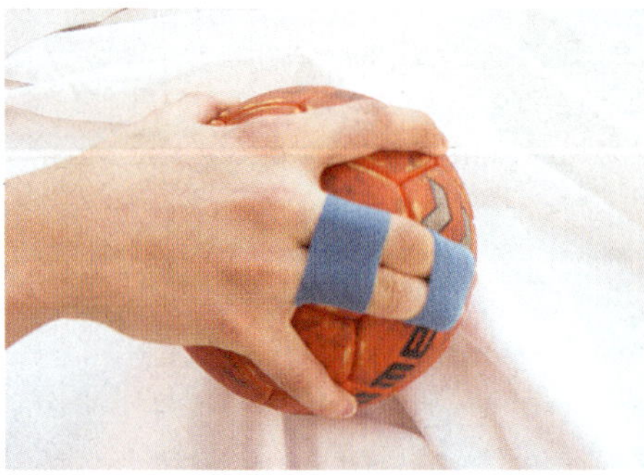

Kopf- und Nackenbereich

Es ist ganz einfach: Tapen Sie mit dem HWS- oder dem Scalenus-Tape Ihren Schmerz weg.

Verletzungen im Kopf- und Nackenbereich sind häufig durch Schleudertraumen, Verrenkungen oder muskuläre Fehlbelastungen verursacht. Bei einem Schleudertrauma kann der Nackenbereich in verschiedene Richtungen überdehnt worden sein (beispielsweise durch einen Sport- oder Verkehrsunfall). Es kommt meistens erst nach Stunden oder sogar einem Tag zu entsprechenden Schmerzen im überdehnten Bereich. Diese Schmerzen sind dann allerdings so massiv, dass der Kopf nur minimal oder auch gar nicht bewegt werden kann. Es sind dann Muskelgruppen der Halswirbelsäule und meist auch benachbarte Muskelgruppen, die die Hebung des Schulterblatts beeinflussen, betroffen.

Zu ähnlichen Beschwerden kann es aber auch kommen, wenn durch eine unglückliche Kopfbewegung die Muskulatur überbeansprucht oder ein Nerv gequetscht wird. Oder man wacht auf und hat sich den Kopf- und Nackenbereich »verlegen«. In letzterem Fall ist meist nur eine Seite der Halsmuskulatur schmerzhaft eingeschränkt. Hierbei handelt es sich um eine einseitige Muskelbelastung durch eine Nervenabklemmung oder dauernde Muskelüberdehnung. Solche Beschwerden sind häufig Folge beruflich bedingter Überbelastungen. Auch bei langem Sitzen (Zugfahrten, Fernsehen usw.) und durch Einwirkung von Zugluft kann es zu derartigen Beschwerden kommen. Ebenso kann falsche oder einseitige körperliche Belastung zu diesen Beschwerden führen.

Auch seelische Probleme – »diese ganze Last liegt auf meinen Schultern ...« – oder angespannte Situationen in Partnerschaft, Familie und Beruf können sich in muskulärer Überbelastung äußern.

Bei gehbehinderten Menschen kann auch ein zu hoch eingestellter Gehstock zu einer unnatürlichen Hebung der Schulter und zu entsprechenden Beschwerden führen. Mitunter ist auch eine Schwäche der Wadenmuskulatur oder ein »durchgetretener« Fuß die Ursache für diese Schmerzen.

Nackenverspannungen

Wer kennt das nicht? Man kommt nach einem langen Tag im Büro nach Hause, und der Nacken zieht und schmerzt. Als ich die Medi-Taping-Methode erst wenige Monate zur Behandlung anwendete, kam eine Patientin mit ebensolchen Nackenverspannungen zu mir. Ihre Schmerzen erstreckten sich vom Handgelenk über den gesamten Schulterbereich bis hin zur Schädeldecke. Zusätzlich plagten sie Migräneanfälle. Mit Medi-Taping konnte ich sie schnell von ihren Beschwerden befreien.

Ursache

Beobachten Sie sich selbst beim Arbeiten am PC. Konzentriert? Verbissen? Akribisch? Schnell wird Ihnen klar werden, wo die Ursache von Nackenverspannungen zu suchen ist. Wenn Sie sich konzentrieren oder intensiv nachdenken, spannen Sie unbewusst den gesamten Nacken an und ziehen die Schultern nach oben. Dieselben Auswirkungen hat es, wenn Sie schwere Gegenstände einseitig tragen oder beim langen Telefonieren den Hörer zwischen Ohr und Schulter einklemmen. Die angespannte Muskulatur wird nur ungenügend durchblutet. Es kommt zu Übersäuerung und letztendlich zu Schmerzen.

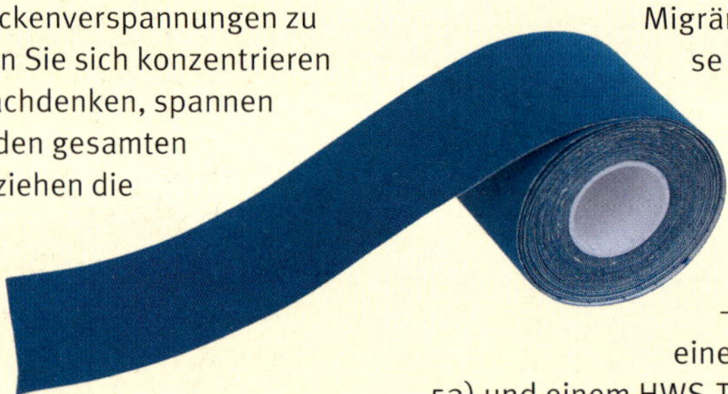

Welches Tape hilft?

Gönnen Sie sich bei schmerzhaften Verspannungen im Nacken nach langem Arbeiten am PC, konzentrierten Denkphasen aber auch falscher Bewegung im Schlaf neben gezielten Pausen und Entspannungsphasen das HWS-Tape (s. Seite 50). Das hilft Ihnen, Verspannungen zu lösen und schmerzfrei zu bleiben. Bei spannungsbedingten Kopfschmerzen, Migräne, Schwindel oder Tinnitus lindert das Scalenus-Tape (s. Seite 53) gezielt Ihre Beschwerden.

Tinnitus und Migräne

Die Folge von Nackenverspannungen sind nicht zuletzt Spannungskopfschmerzen, Migräne und Tinnitus. Diese lassen sich meiner Erfahrung nach erfolgreich mit Medi-Taping behandeln. Ist die Ursache – der Nackenschmerz – beispielsweise mit einem Scalenus- (s. Seite 53) und einem HWS-Tape (s. Seite 50) behoben, so sind es auch seine Folgen.

Das KiSS-Syndrom (Kopfgelenk-induzierte Symmetrie-Störung)

Ein unmittelbarer Verwandter der Nackenschmerzen bei Kindern – das KiSS-Syndrom, eine Funktionsstörung der Kopfgelenke –, lässt sich ebenfalls mit der Medi-Taping-Methode erfolgreich behandeln.

Das KiSS-Syndrom tritt bei Kindern jeden Alters auf und wird als Fehlstellung der oberen Halswirbelsäule bezeichnet. Es ist häufig Folge von Einwirkung auf den Säugling während der Geburt (Kaiserschnitt, Zangengeburt usw.). Das Syndrom kann zu folgenden statomotorischen, vegetativen und psychosozialen Problemen führen:

- Hyperaktivität
- Sehstörungen
- Regulationsstörungen der Extremitäten
- Konzentrations- und Lernschwäche
- Schiefhals
- Entwicklungsstörungen
- motorische Defizite
- Kopfschmerzen und Migräne

Unbehandelt führt das KiSS-Syndrom bei Erwachsenen zu:

- Beschwerden der Halswirbelsäule
- chronischen Rückenschmerzen
- Bandscheibenvorfällen
- Tinnitus mit Gleichgewichtsstörungen und Schwindel
- Konzentrationsstörungen

KiSS oder ADHS?

Interessant an diesem Krankheitsbild ist, dass die Symptome denen einer Aufmerksamkeitsdefizit-/Hyperaktivitätsstörung (ADHS) sehr ähnlich sind. Diese wird sehr häufig bei Kleinkindern diagnostiziert. Hier kann man mit der Medi-Taping-Methode erstaunliche Ergebnisse im Bereich der Differenzialdiagnostik erzielen. Nebenwirkungsfrei lässt sich mit Hilfe von Tapes sofort feststellen, ob es sich um das KiSS-Syndrom oder um ADHS handelt. Beide Krankheitsbilder können so unterschieden und gegebenenfalls ein Einsatz von ADHS-Medikamenten vermieden werden.

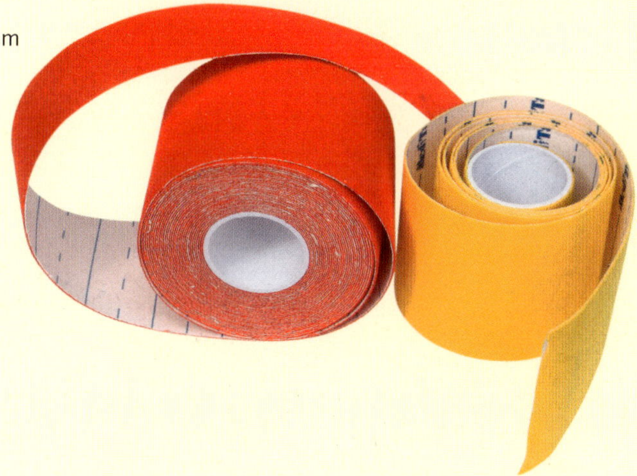

HWS-Tape

Im Kopf- und Nackenbereich können wir mit der Medi-Taping-Methode die Schmerzen ablenken und die angespannte Muskulatur entspannen. Dabei kann allerdings in den ersten Tagen manchmal nur eine Linderung der Schmerzen erreicht werden. Aber: Das Taping wirkt nicht nur bei jedem Kopfschmerz erfolgreich – gleichgültig, ob dieser dorsal (am Hinterkopf), temporal (seitlich) oder frontal (im Stirnbereich) auftritt, sondern auch bei Migräne, Zähneknirschen, Allergien und akuten und chronischen Nasennebenhöhlenentzündungen.

GUT ZU WISSEN

Trapez- oder Kapuzenmuskel

Der Trapez- oder Kapuzenmuskel ist ein breiter Rückenmuskel, der vom Hinterhauptsbein und den Dornfortsätzen der Hals- und Brustwirbel entspringt und am Schlüsselbein und Schulterblatt ansetzt. Er fixiert den Schultergürtel, damit dieser nach hinten gezogen werden kann.

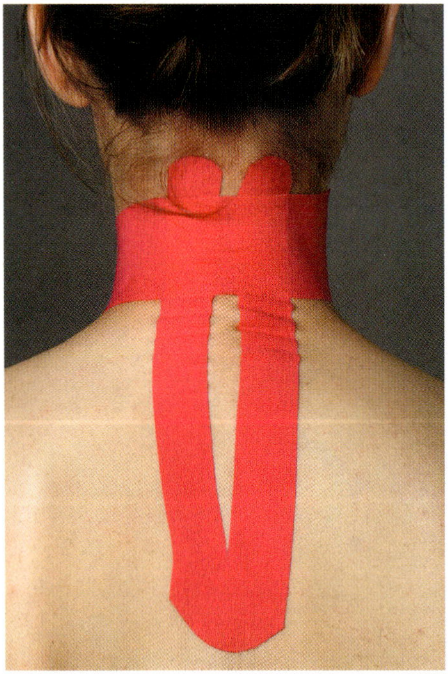

HWS-Tape

Der Therapeut ertastet sehr behutsam die Schmerzpunkte und versorgt die Muskeln, die schmerzen und die Bewegung verhindern, mit Tapes. Dabei handelt es sich meistens um Muskeln des Halswirbelbereiches, wie die Scaleni-Gruppe, den Levator scapulae und den Trapezmuskel.

Triggerpunkte – tastbar verhärtete Stellen im Muskel- und Unterhautzellgewebe, die auf Druck schmerzhaft reagieren – finden sich häufig im Bereich des gesamten Musculus trapezius. Gerade hier befinden sich die meisten Triggerpunkte der Muskulatur!

Auftragen des HWS-Tapes

Da der Patient seine Muskeln nur minimal vordehnen kann, wird das Tape ohne Dehnung des Bandes auf die schmerzhaften Muskeln geklebt. Nach einem Tag, wenn die Beweglichkeit wieder zunimmt, wird das Tape entfernt und erneuert – nun aber bei der jetzt wieder möglichen Vordehnung der Muskeln. Auch jetzt wird das Tape ungedehnt auf die Muskeln aufgebracht.

Für das HWS-Tape werden ein Y- sowie ein I-Tape benötigt. Die Länge der Bänder wird durch das Beschwerdebild bestimmt.

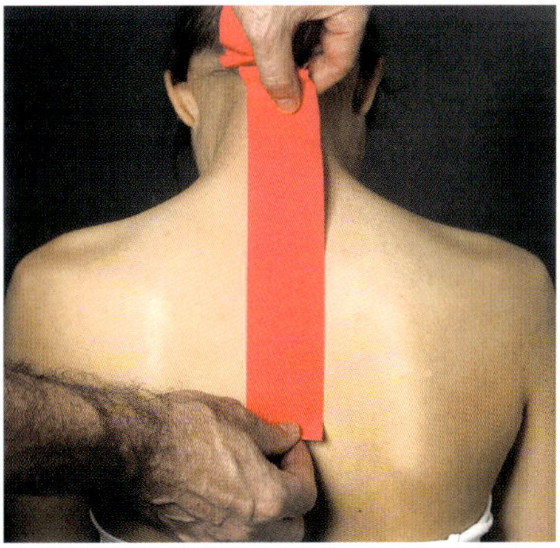

1

1 Liegt der Schmerzpunkt zwischen den Schulterblättern, beginnen wir mit unserer Abmessung an diesem Punkt und messen bis zum Haaransatz. Bitte keine Haare einkleben – das ist für den Patienten sehr schmerzhaft!

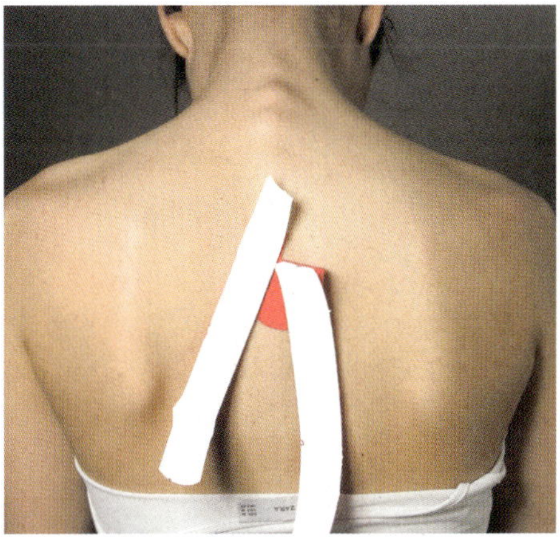

2

2 Nun wird das Tape in der Mitte längs etwa 4 cm aufgeschnitten, das Papier wird von den ersten 4 cm gelöst und umgeknickt. Dann wird das Band über dem Schmerzpunkt fest angedrückt, also »verankert«.

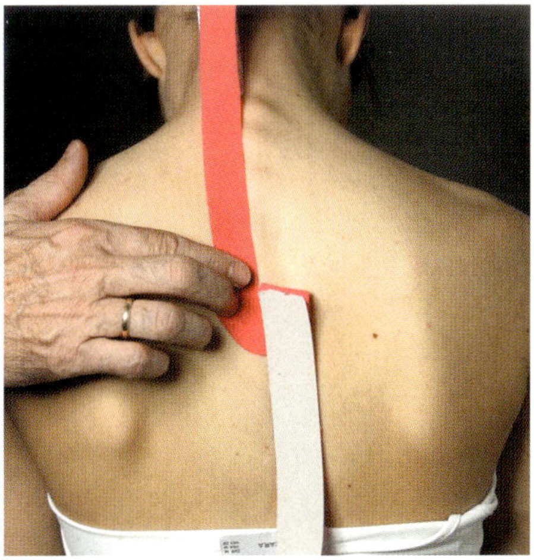

3

3 Daraufhin beugt der Patient den Kopf so weit wie möglich nach vor-

ne, damit es zu einer maximalen muskulären Vordehnung kommt. Andernfalls wird er bei jeder Bewegung Schwierigkeiten haben, die über den Punkt hinausgeht, die er vor dem Taping eingenommen hat. Er wird sich dann wie durch das Taping festgehalten fühlen – was natürlich als störend empfunden wird.

4

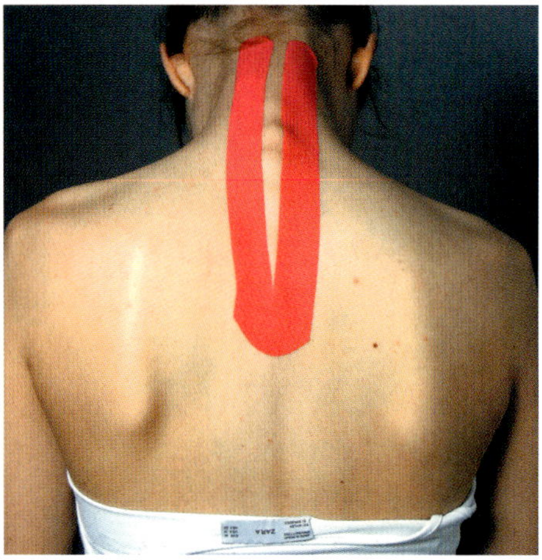

4 Ist der Patient maximal vorgedehnt, wird der Tapestreifen in Richtung Kopf »verankert«, also festgedrückt.

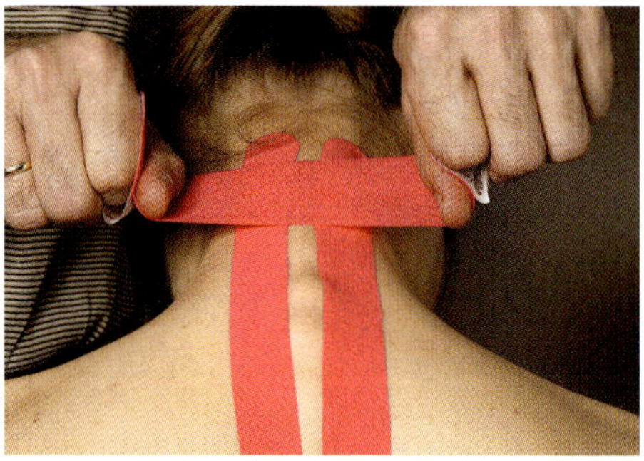

5

5 Die Länge des 2. Tapes sollte von Ohr zu Ohr gemessen werden. Es wird unterhalb des Ohransatzes mit der so genannten »Stretch-Technik« aufgebracht: Dazu wird das Papier in der Mitte aufgerissen und dann an beiden Seiten so weit zurückgeklappt, dass die »vom Papier befreite« Länge etwa 10 Zentimeter beträgt. Das Tape wird maximal gedehnt und unterhalb des Haaransatzes aufgebracht.

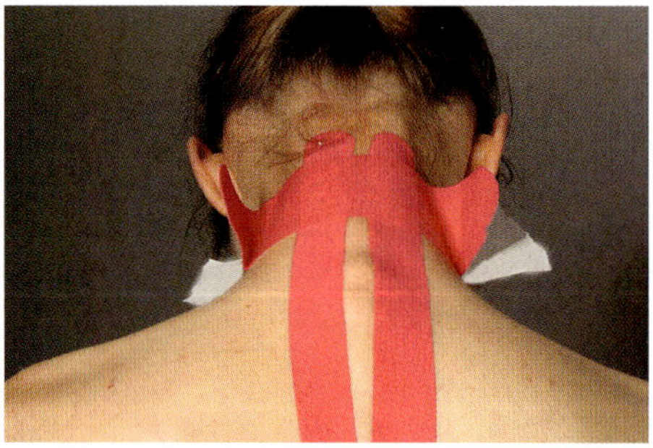

6

6 Anschließend werden beide Enden ausgestrichen – bitte dabei das Tape nicht mehr dehnen, denn die Enden werden noch als »Pufferzone« gebraucht.

Scalenus-Tape

Wir kennen im Halsbereich die Scalenigruppe, die sich in einen vorderen, mittleren und hinteren Muskel aufteilt. Diese Muskeln sind sowohl bei allen Kopfbewegungen als auch bei der normalen Einatmung aktiv. Deshalb wird diese Muskelgruppe für Rücken-, Schulter- und Armschmerzen verantwortlich gemacht. Schmerzen auf der Vorder- und Rückseite der Oberarme, der inneren Seite des Unterarms (in Richtung Daumen), an Daumen und Zeigefingern können durch die genannte Muskelgruppe verursacht sein. Darüber hinaus kann es zu morgendlichen Schwellungen im Handrücken kommen.

Die Triggerpunkte liegen meistens im Bereich der ersten (oberen) Rippe, können sich aber auch auf den seitlichen Oberarmen oder Handrücken befinden. Schmerzen in diesen Bereichen können ein Anzeichen für eine überlastete Halsmuskulatur sein!

Info

Neuerdings wird das gegen die genannten Beschwerden verwendete Tape auch zur Behandlung des muskulären Tinnitus, Migräne, Spannungskopfschmerzen und Schwindel eingesetzt.

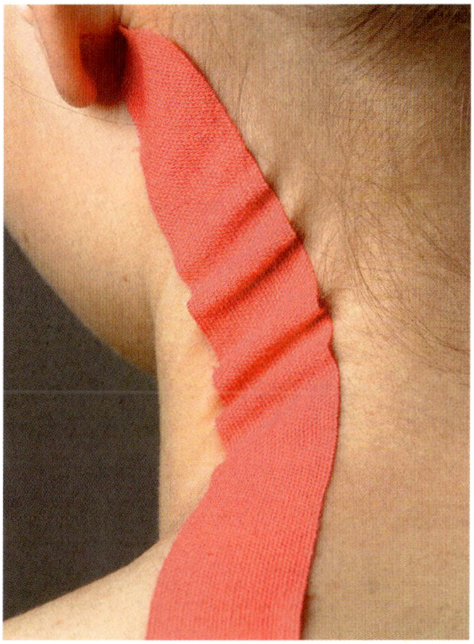

Scalenus-Tape

In meiner Praxis hat sich herausgestellt, dass ein einziges Tape zur Behandlung dieser Muskelgruppe meistens ausreichend ist, da es außer dem mittleren auch die innen und außen gelegenen Muskeln positiv beeinflusst.

Auftragen des Scalenus-Tapes

1. Die Länge des Tapes wird vom Ohr bis zum oberen Rand des Schulterblattes abgemessen. Es muss über den Schulterblattrand hinausgehen – sollte also lieber zu lang als zu kurz abgemessen werden.

2 Die Verankerung (Klebebeginn des Bandes) wird unterhalb des Ohres gesetzt. Vorsicht: Nicht in die Haare kleben!

3 Ohne Zug wird das Band nun in Richtung Schulterecke ausgestrichen.

4 Auch hier sollte das Tape ohne jeden Zug aufgebracht, aber bei der Befestigung gut ausgestrichen werden.

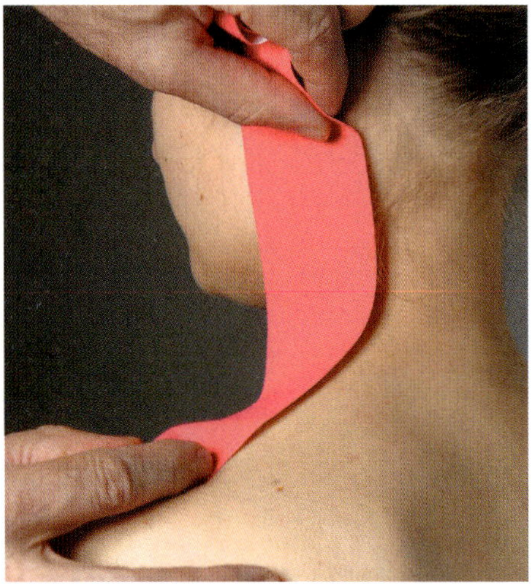

1

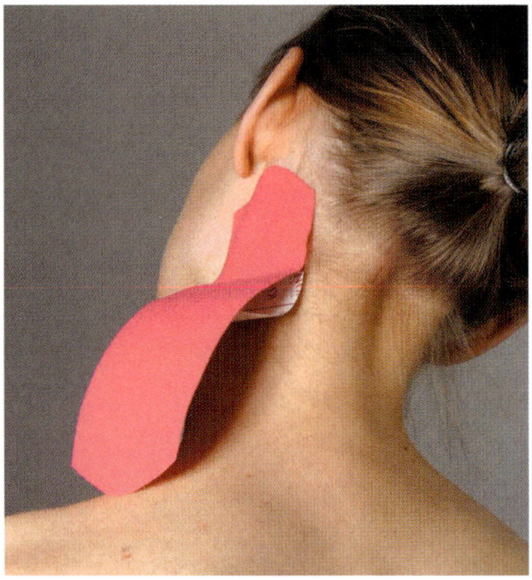

2

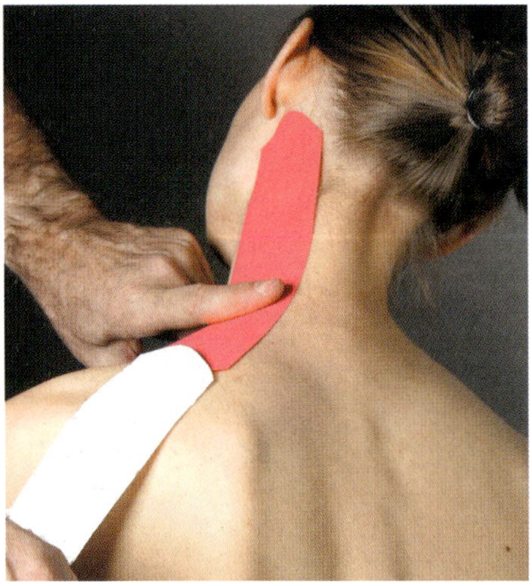

3

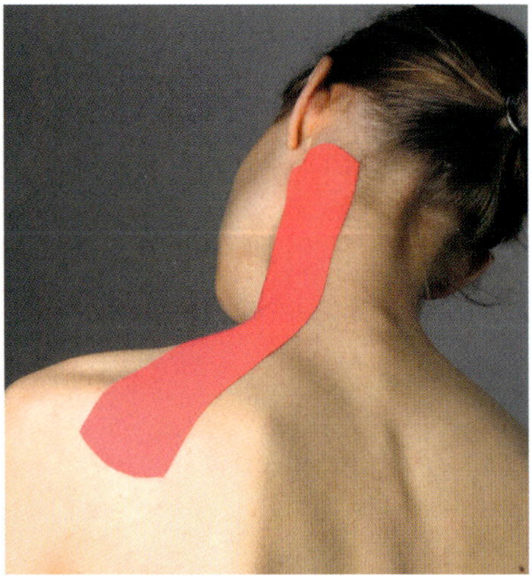

4

Schulterbereich

Dieser Bereich wird neben den Kniebeschwerden am häufigsten erfolgreich mit Medi-Taping behandelt.

Der Schulterbereich des Menschen ist ein kompliziertes Gebilde. Allein über die dort auftretenden Schmerzen ließe sich ein eigenes Buch schreiben. Wenn man nun durch das Medi-Taping Schmerzfreiheit oder zumindest sofortige Schmerzlinderung erzielt, darf man behaupten, dass der Patient unter einem muskulären Problem leidet. Nach meinen eigenen Erfahrungen in der Praxis kann ich bezeugen, dass viele Schulterschmerzen mit den unterschiedlichsten Diagnosestellungen durch die Medi-Taping-Methode bereits nach wenigen Behandlungen gelindert oder auch gänzlich verschwunden waren.

Wenn Kalkablagerungen in den Muskeln diagnostiziert werden, sollten Sie sich als Patient dadurch nicht erschrecken lassen. Hierbei ist es häufig wie mit den Gallensteinen: man hat sie zwar, aber meistens sind sie irrelevant. Ausgehend von meinen Erfahrungen kann ich sagen, dass die auftretenden Probleme meistens auf eine Überlastung der Muskeln im Schulterbereich zurückzuführen sind. Dabei handelt es sich vor allem um die Brustmuskeln (Musculus pectoralis), die Schultergelenkmuskeln (Musculus supraspinatus) und die Armmuskeln (Musculus biceps und teres).

GUT ZU WISSEN

Die Muskeln im Schulterbereich

- Der **Musculus pectoralis** ist bei vielen Bewegungen der Schulter beteiligt. Schmerzen, die von ihm ausstrahlen, ziehen manchmal vom Oberarm bis zum Brustbein. Liegestütze, Armdrücken oder auch nur das Anziehen einer Jacke können dadurch schmerzhaft sein.
- Der **Musculus supraspinatus** muss vor allem dann Beachtung finden, wenn es beispielsweise beim Heben des Arms nach außen oder beim Abspreizen der Finger zu Schmerzen kommt.
- Der **Musculus biceps brachii** wird häufig überlastet und verursacht Schmerzen in seinem Ursprungsbereich, der Schulter.
- Den **Musculus teres** erwähne ich deshalb, weil er meistens geradezu übersehen wird. Will man aber Schmerzen in der Schulter erfolgreich therapieren, muss dieser Bereich unbedingt ebenfalls beachtet werden!

SPECIAL

Schulterschmerzen

Dauerhaftes Ziehen und Spannen in der Schulter kann sehr unangenehm sein. Mit genau diesen Schmerzen kam eine Frau zu mir, die bereits zweimal operiert wurde. Keine der Operationen hatte eine Besserung herbeigeführt – vielmehr weiteten sich die Beschwerden auch noch auf die Hüfte aus. Ich stellte eine Iliosakralgelenks(ISG)- und Atlasblockade fest und behandelte sie entsprechend.

Ursache

Gerade die Schulter ist vorwiegend aus Muskeln aufgebaut, die bei falscher Belastung sowohl beim Sport als auch beim falschen Sitzen am PC schnell schmerzen. Der Grund für die Schmerzen liegt auch hier bei der Statik – ISG und Halswirbelsäule sind blockiert. Hinzu kommt, dass sich die Muskeln aufgrund der Enge im Schulterbereich bei übermäßiger Muskelanspannung gegenseitig behindern. Ärzte nennen das Impingement-Syndrom (Funktionsbeeinträchtigung des Schultergelenks). Dieses kann zu Wassereinlagerungen und Entzündungen, aber auch zu Veränderungen der Knochen führen.

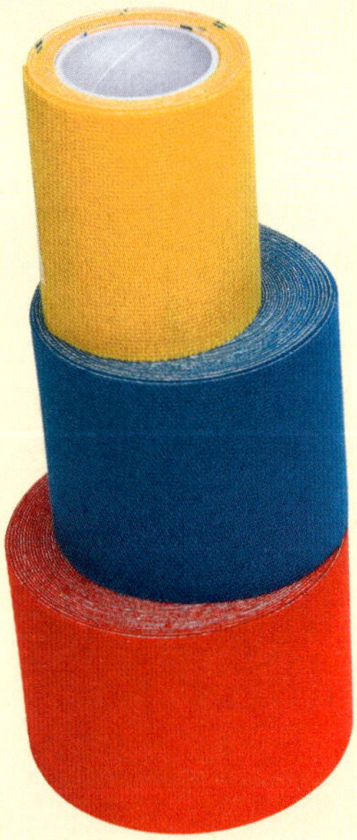

Welches Tape hilft?

Viele meiner Patienten erreichen eine Erleichterung der kranken Schulter, indem sie den betreffenden Arm am Ellbogen anfassend seitlich vom Kopf nach oben führen. Eine ganz ähnliche Entlastung erreichen Sie mit dem entsprechenden Tape. Gerade bei der Behandlung von Schulterschmerzen lässt sich der sofortige Erfolg der Medi-Taping-Methode besonders bildhaft zeigen: Gleich nach der Therapie lässt sich die bisher unbewegliche Schulter in die Höhe reißen.

Diesen Effekt erreichen Sie mit meinem Sielmann-Schulter-Tape. Es ist eine Kombination aus dem Pectoralis- (s. Seite 58), dem Supraspinatus- (s. Seite 60) und dem Triceps-Tape (s. Seite 62), bei der die Tapes in der genannten Reihenfolge aufgebracht werden.

Probieren Sie zunächst alle drei Tapes aus, suchen Sie jedoch bei unverändertem Schmerz einen ausgebildeten Medi-Taper auf.

Tapes im Schulterbereich

Wenn der Patient darüber klagt, dass der Arm plötzlich und schmerzhaft »hakt«, sobald er um ungefähr 15 ° in anterolateraler Richtung (also nach vorne und nach außen) angehoben wird, können mehrere Faktoren verantwortlich sein:

- zum einen eine Insertionstendopathie (Druckschmerzhaftigkeit am Muskelansatz, wo das verspannte Faserbündel einstrahlt; die Schmerzen sind denen einer Sehnenscheidenentzündung vergleichbar),
- zum anderen ein Triggerpunkt und ein verspanntes Faserbündel im Schlüsselbeinbereich des Deltamuskels. Dadurch wird der empfindliche Bereich gegen den Schulterknochen gedrückt und ruft ein »Impingement-Syndrom« (Funktionsbeeinträchtigung des Schultergelenkes) hervor. Dieses kann durch Taping erheblich gelindert werden!

GUT ZU WISSEN

Aktivierung der Triggerpunkte des Deltamuskels

Stürze, das Halten eines Gegenstandes auf Schulterhöhe oder sonstige einseitige Körperhaltungen, aber auch übermäßige Stockarbeit beim Skifahren können die Triggerpunkte des Deltamuskels aktivieren!

Die Überlastung des Muskels bemerken wir auch an einem deutlich schmerzhaften Triggerpunkt am Muskelansatz. Bei der Diagnose sollte die Möglichkeit des Vorhandenseins von Erkrankungen mit ähnlichem Verlauf in Betracht gezogen werden – hervorgerufen beispielsweise durch einen Riss in der »Rotatorenmanschette«, die das haubenförmige Dach des Schultergelenks bildet, durch eine Entzündung der Bizepssehne, durch eine Schleimbeutelentzündung unterhalb des Deltamuskels, durch eine Arthritis des Schultergelenks oder durch ein Impingement-Syndrom.

Das »Sielmann-Schulter-Tape«

Ob Pectoralis-, Supraspinatus- oder Triceps-Tapes – hier brauchen Sie beim Aufbringen der Bänder Hilfe.

Da zur Therapie der Schulterschmerzen in der Regel alle beteiligten Schultermuskeln mit Tapes versorgt werden müssen, kann diese Behandlung oft nur durch einen Therapeuten erfolgen, der die Kunst des Medi-Tapings erlernt hat. Eingesetzt werden die klassischen Schultertapes Pectoralis-, Supraspinatus- und Triceps-Tape, die miteinander verbunden das »Sielmann-Schulter-Tape« ergeben.

Pectoralis-Tape

Der große Brustmuskel Musculus pectoralis wirkt bei vielen Bewegungen im Alltag mit und ist deshalb überlastungsgefährdet. Ein eindeutiges Zeichen für eine Überlastung sind Schmerzen beim sogenannten »Schürzengriff«, die also bei Bewegungen entstehen, die dem Zubinden einer Schürze im Rücken gleichen.

Auftragen des Tapes

1. Der Patient steht aufrecht, streckt die Brust nach vorn und nimmt beide Arme weit nach hinten. Auf eine maximale Vordehnung sollte geachtet werden. Die Bandlänge wird vom Muskelansatz am Oberarm bis zum Brustbein abgemessen.
2. Das Tape wird an der Schmerzstelle verankert, die in den meisten Fällen am Ansatz des Musculus pectoralis liegt.
3. Ohne Zug wird das Tape nun bis zum Brustbein hin abgelegt.
4. Abschließend wird das Tape mit der Hand glatt gestrichen.

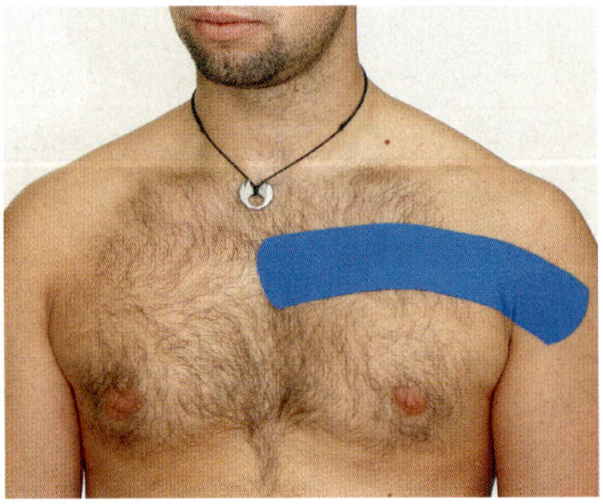

Pectoralis-Tape

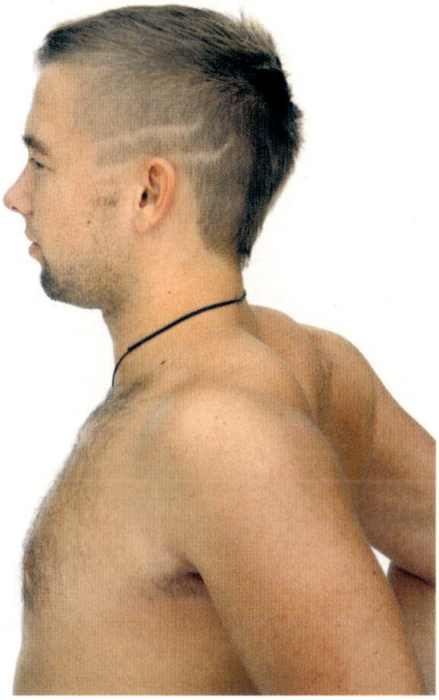

1

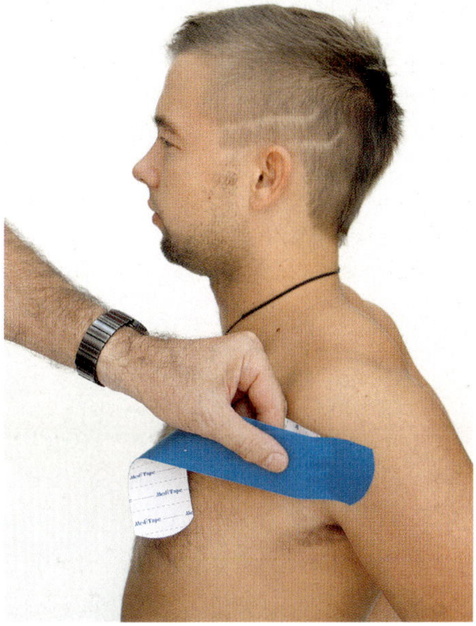

2

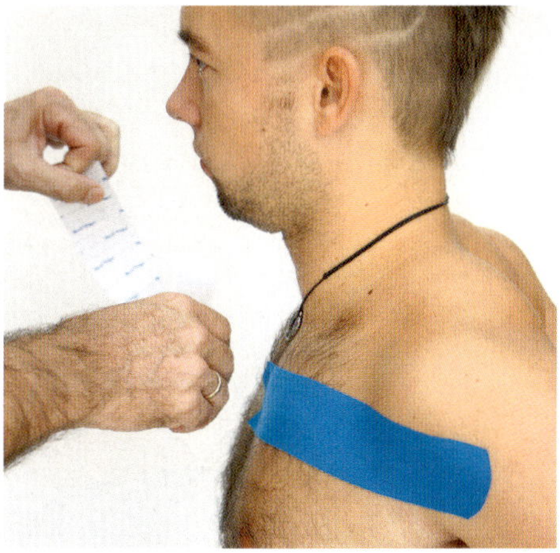

3

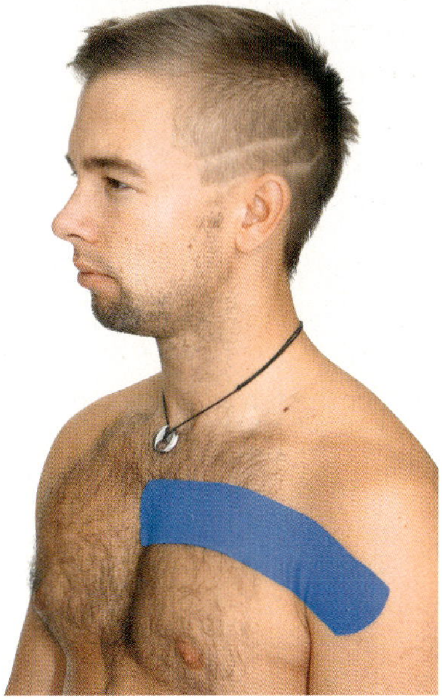

4

Supraspinatus-Tape

Der Supraspinatus-Muskel ist der am meisten belastete Muskel im Schulterbereich und deshalb bei jeder Art von Schulterschmerz beteiligt. Sollten Sie an einer Kalkablagerung, Schleimbeutelentzündung oder einem Impingement-Syndrom leiden, verwenden Sie zunächst dieses Tape.

Auftragen des Tapes

1. Die Ausgangsstellung ist hier entscheidend: Der Arm wird angehoben (im rechten Winkel zum Körper), der Unterarm nach außen gedreht.

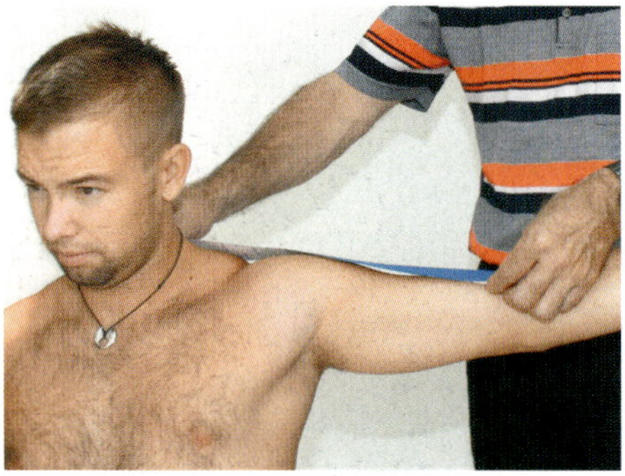

1

2. Es sollten ein Tape in Länge des Oberarmes und ein Quertape, das die Schulter in Form eines Hufeisens umrundet, abgemessen werden.
3. Der Anker wird oberhalb der Ellenbeuge gelegt und das Tape ohne Dehnung von der Ellenbeuge über den Bizeps hin zur Wirbelsäule aufgebracht. Das Band sollte immer den Schmerzpunkt des Patienten abdecken.
4. Nun wird das Papier des Quertapes aufgerissen und mit der Daumentechnik zu 100% gedehnt ca. 1 cm unterhalb der Schulterecke aufgebracht.
5. Beim weiteren Auftragen des Tapes wird die Dehnung langsam abgeschwächt. Die letzten Zentimeter sollten dann ohne Zug aufgebracht werden.

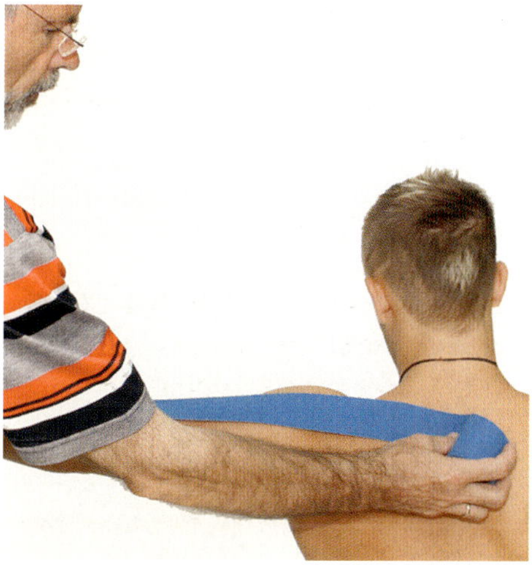
2

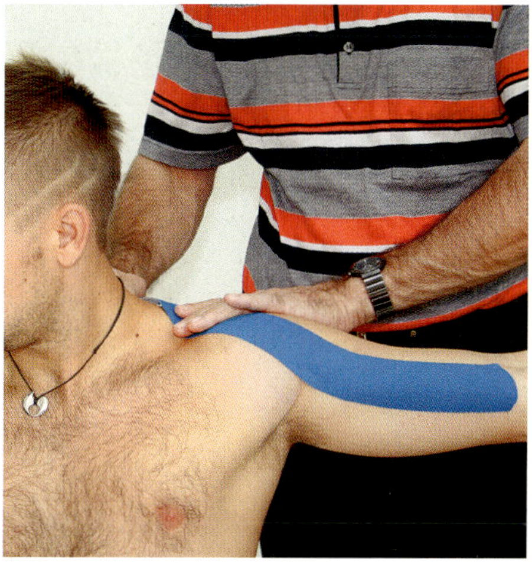
3

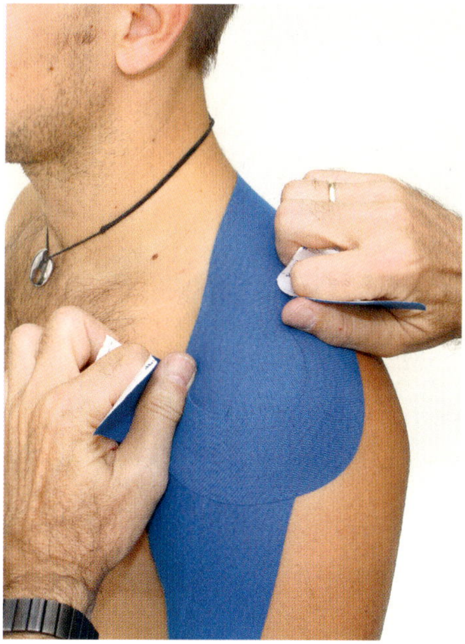
4

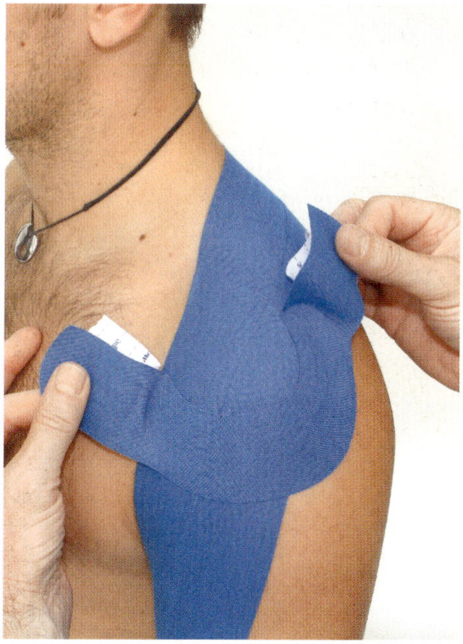
5

Triceps-Tape

Das Triceps-Tape wird vor allem dann verwendet, wenn die beiden vorangehenden Tapes noch einen Restschmerz im vorderen Bereich der Schulter zurücklassen. Eine antagonistische Behandlung erzielt hier größte Erfolge. Die schmerzende Muskulatur wird also unterstützt, indem die gegenläufige mitbehandelt wird – und zwar mit entgegengesetzten Tape-Farben. Dabei wird der Trizeps mit rotem Tape versorgt, der Bizeps hingegen mit blauem oder umgekehrt.

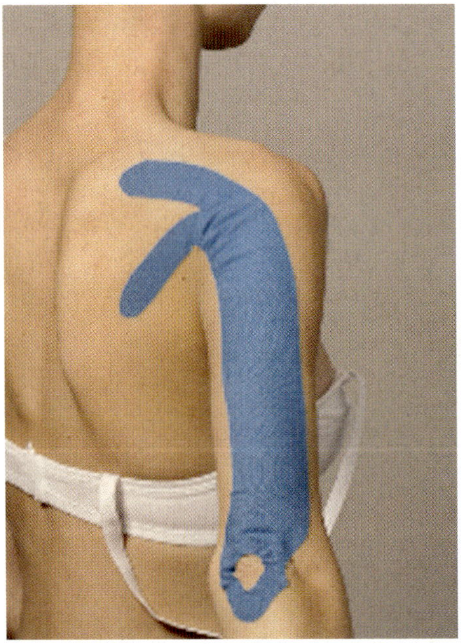

Triceps-Tape

Auftragen des Tapes

1. Das Tape wird vom Ellbogen bis zum Schulterblatt abgemessen, an einer Seite ca. 5 cm eingeschnitten, an der anderen abgerundet und mit einem runden Loch versehen.
2. Der Patient beugt seinen Arm in Ellbogen und Schulter so weit wie möglich, indem er die Hand auf die gegenüberliegende Schulter legt.
3. Das Tape wird mit dem Loch am Ellbogen verankert und über den Trizeps ohne Dehnung in Richtung Schulterblatt geführt. Auf dem Schulterblatt werden die beiden Zügel v-förmig aufgeklebt.

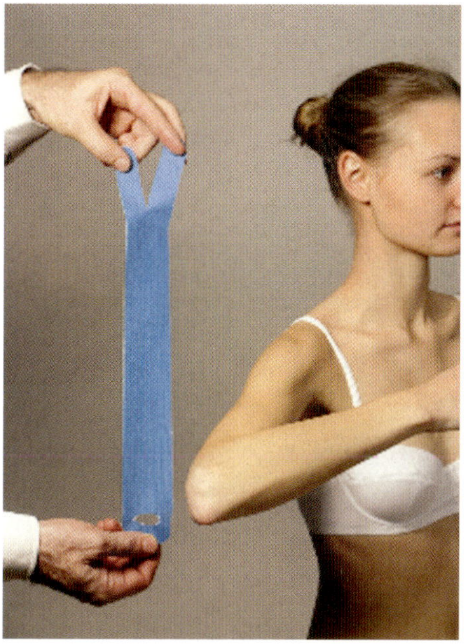

1

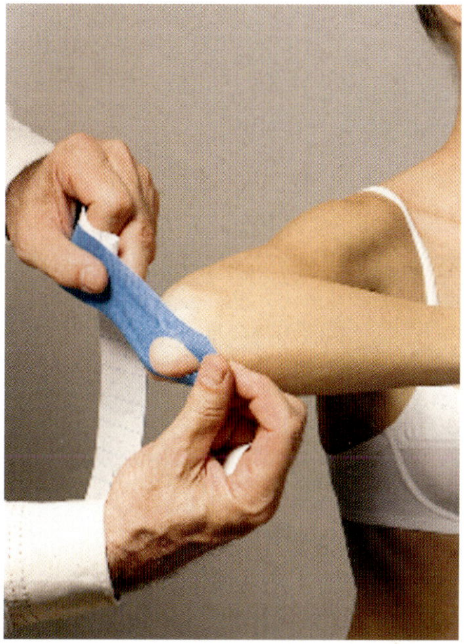

2

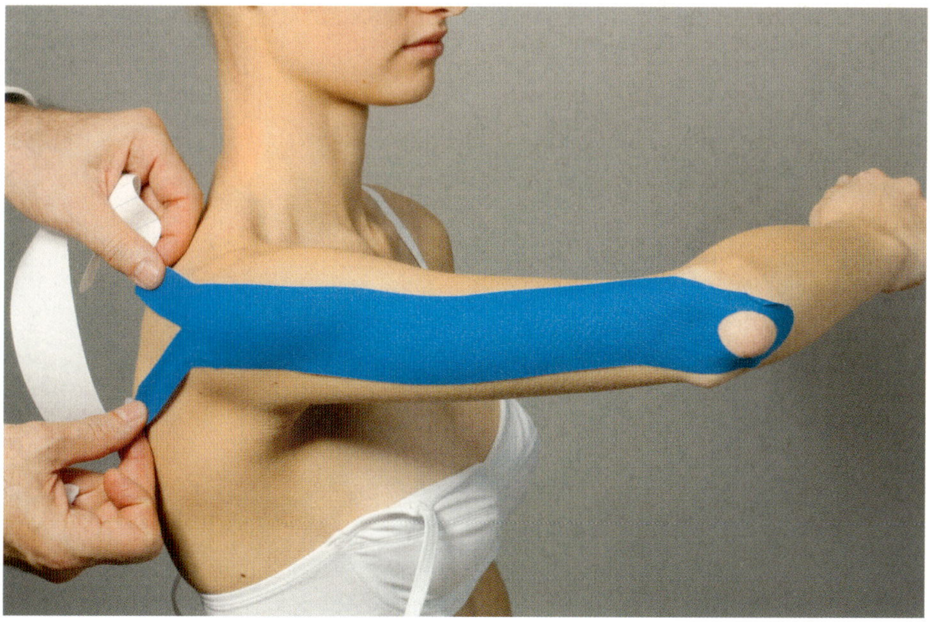

3

Bereich der Lendenwirbelsäule

Rückenschmerzen belasten Sie im Alltag unnötig? Was Sie dagegen tun können, erfahren Sie hier.

In diesem Bereich wird das Taping wohl am häufigsten eingesetzt. Die meisten der entstehenden Beschwerden werden durch falsche Belastung verursacht.

Gerade im »ganz normalen Alltagsleben« wird die Lendenwirbelsäule stark beansprucht und vor allem oft »fehlbeansprucht«. Das hat zwei Gründe:

- Der Mensch entwickelte sich vom Vierbeiner zum Zweibeiner weiter. Bei diesem Vorgang hat sich anatomisch allerdings nicht viel verändert, was die Verletzbarkeit gerade dieses Körperbereiches hätte reduzieren können.
- Wir bewegen uns immer weniger – und wenn wir uns bewegen, sind unsere Bewegungen einseitig und führen zu Fehlbelastungen im Lendenwirbelbereich.

GUT ZU WISSEN

Weitere Gründe für Rückenschmerzen

- Fibromyalgie (durch Entzündung, Verletzung, Überbeanspruchung usw. verursachter Muskelschmerz)
- ausstrahlende Schmerzen aufgrund von Bandscheibenerkrankungen
- Organerkrankungen
- Metastasenschmerzen bei Krebserkrankungen
- Prostata-, Blinddarm und entzündliche Beckenerkrankungen
- Endometriose (Erkrankung der Gebärmuttermuskulatur)
- Nierensteinleiden
- Beschwerden im Iliosakralgelenk (= Gelenk zwischen Kreuzbein und Darmbein, s. auch Seite 27)
- Knochenentzündung der Wirbelkörper, verbunden mit Gelenkversteifung
- psychische Ursachen

SPECIAL

Rückenschmerzen

Rückenschmerzen zählen zu den häufigsten Alltagsbeschwerden überhaupt. Ich erinnere mich deshalb gut an eine Patientin, die bereits dreimal an den Bandscheiben operiert und mit etwa 45 Jahren aufgrund ausstrahlender chronischer Schmerzen früh berentet wurde. Keine der Operationen war erfolgreich – und keiner der Fachärzte hatte auf ihre Statik und Haltung geachtet. Auch war ihre Beinlängendifferenz keinem anderen Arzt aufgefallen.

Ursache

Wer hat nicht schon mal Rückenschmerzen gehabt nach einem langen Tag im Büro? So häufig dieses Krankheitsbild auftritt, so vielfältig sind auch seine Formen und diagnostizierten Ursachen. Die falschen Behandlungsmethoden reichen von Medikation über Spritzen bis hin zur Sportpause. Nicht selten sind die Patienten nur wenige Wochen beschwerdefrei, um dann dieselben Schmerzen wieder zu erleben. Alle Rückenleiden jedoch sind, wie auch eine Vielzahl anderer Beschwerden, auf eine Basis zurückzuführen – die falsche Haltung! Und die kann – prophylaktisch oder akut – mit dem Wirbelsäulen-Tape (LWS-Stern, s. Seite 67) langfristig therapiert und verbessert werden.

Welches Tape hilft?

Gerade bei Schmerzen im Bereich des unteren Rückens, die häufig nach langem Sitzen am Arbeitsplatz auftreten, hat sich der LWS-Stern (s. Seite 67) bewährt. Neben der lymphatischen Massage, die als sehr angenehm empfunden wird, bewirkt er auch eine zunehmende Beweglichkeit.

Zusatzversorgung

Sollten Sie in der Wirbelsäule weitere Schmerzpunkte haben, tragen Sie auch hier einen Stern mittig auf Höhe des Schmerzes in der gleichen Farbe auf. Sollte der Schmerz ins Bein ausstrahlen, versorgen Sie zusätzlich die Hüftregion mit Tapes (s. Seite 90f.).

Rückenschmerzen in der Schwangerschaft

Gerade in und nach der Schwangerschaft treten Rückenschmerzen besonders häufig auf. Eine meiner Patientinnen klagte seit Jahren über diese Schmerzen in Rücken, Hüfte und Knien, die schließlich depressive Ver-

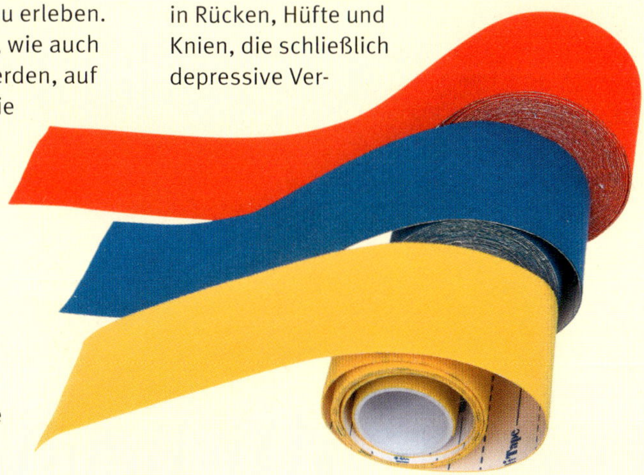

stimmungen auslösten. Die Beschwerden setzten nach der Geburt Ihres Sohnes ein. Ich stellte fest, dass ihr Iliosakralgelenk (ISG) durch die Schwangerschaft um 2 cm verschoben und die Statik nicht harmonisch war.

Ursache

Schwangere klagen häufig über zweierlei Beschwerden: Rückenschmerzen und ein unangenehmes Druckgefühl im vorderen Beckenbereich. Die Ursache der Rückenbeschwerden liegt in der Veränderung des ISGs: Gegen Ende der Schwangerschaft lockern sich die Bänder, der Gelenkspalt zwischen Kreuzbein und Becken wird breiter. Bei der Geburt ist das ISG so beweglich, dass es sich aus seiner ursprünglichen Form herauslöst. Nach der Geburt bildet sich die Lockerung der Bänder langsam zurück. Dabei kann es passieren, dass sich das ISG verschiebt.

Das Druckgefühl im vorderen Beckenbereich entsteht, weil das Baby während der Schwangerschaft im Bauch auf einer bevorzugten Seite liegt und so auf die Beinmuskulatur drückt. Durch diese Fehlbelastung kann eine Beinlängendifferenz verursacht werden.

Welches Tape hilft?

Zur Linderung der Rückenschmerzen wird bei Schwangeren ein rotes LWS-Stern-Tape aufgetragen. Es sollte darauf geachtet werden, dass sich die Schwangere dabei nur so weit vorbeugt, wie es für sie möglich ist, und sich dabei mit den Händen abstützt. Wie das Tape aufgetragen wird, lesen Sie auf Seite 67.

Auch das unangenehme Druckgefühl im vorderen Beckenbereich, das viele Frauen beklagen, kann mit Taping schnell und einfach gelindert werden. Durch das Auftragen des Psoas-Tapes wird die Beinmuskulatur, die durch die Lage des Kindes eingeschränkt ist, entlastet. Der Druck geht zurück.

Die Schwangere sollte beim Aufkleben des Tapes (s. Seite 93) auf dem Rücken liegen und die Beine bequem und locker nach außen fallen lassen.

LWS-Stern

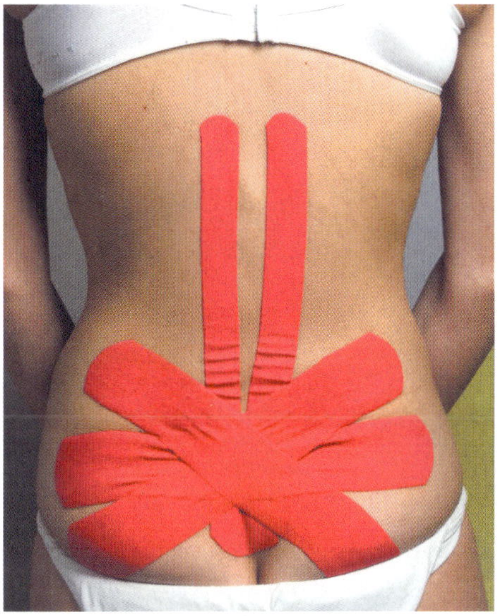

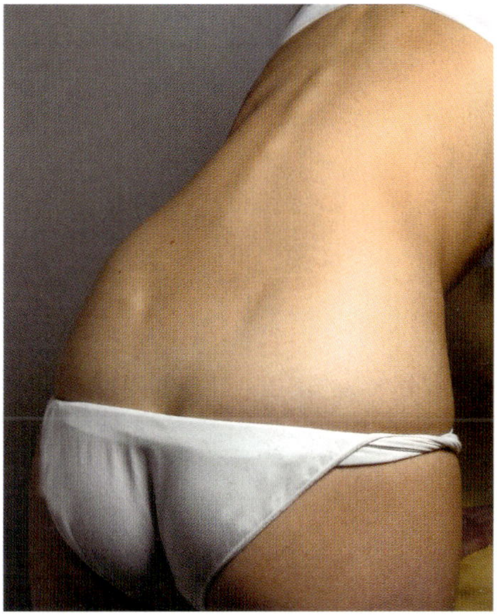

1

Auftragen des LWS-Sterns

Für den LWS-Stern benötigt man ein V-Tape mit einer Mindestlänge von 30 cm. Bei der Abmessung bitte nicht zu sparsam sein, denn es ist der senkrecht verlaufende Teil des Bandes, der die Massage über einem Teil des Rückens so wirksam und angenehm macht. Dann werden drei I-Tapes in einer Länge von je ca. 20 cm zurechtgeschnitten.

1 Auch hier sollte der Körper des Patienten maximal vorgedehnt sein. Deshalb beugt der Patient sich am besten nach vorne und stützt sich dabei mit den Händen ab.

2
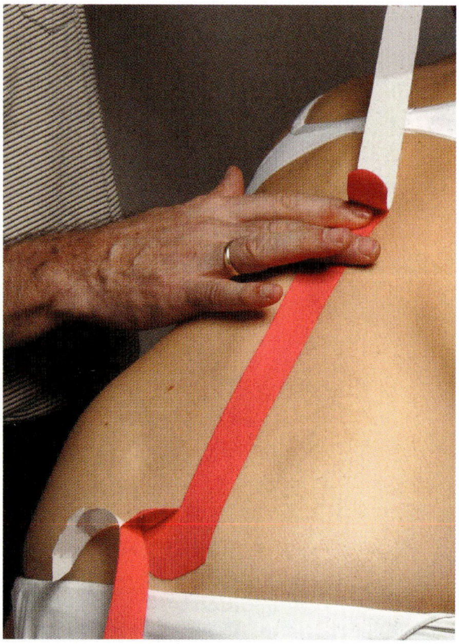

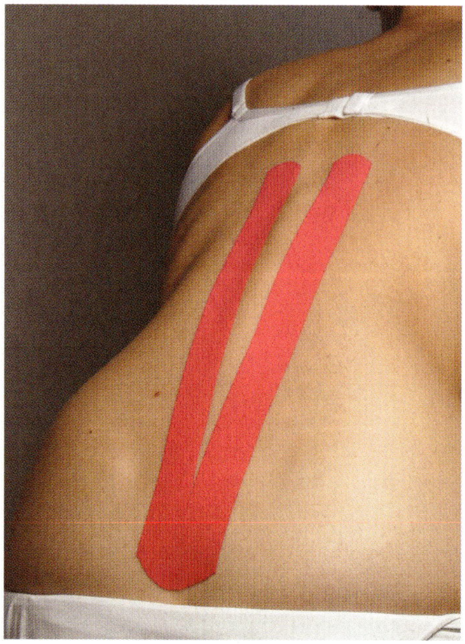
3

2 Das V-Tape wird nun oberhalb der Pofalte verankert. Dann wird das Papier von der einen Hälfte des Tapes abgenommen. Das Tape wird neben der Wirbelsäule aufgebracht und sollte dabei den Schmerzpunkt abdecken, den der Patient angegeben hat.

3 Danach wird die zweite Hälfte des V-Tapes befestigt. War dem Patienten wegen seiner Schmerzen keine ausreichende Vordehnung möglich, wird das Tape um 20–30 % gedehnt und erst dann auf die Haut aufgebracht.

4
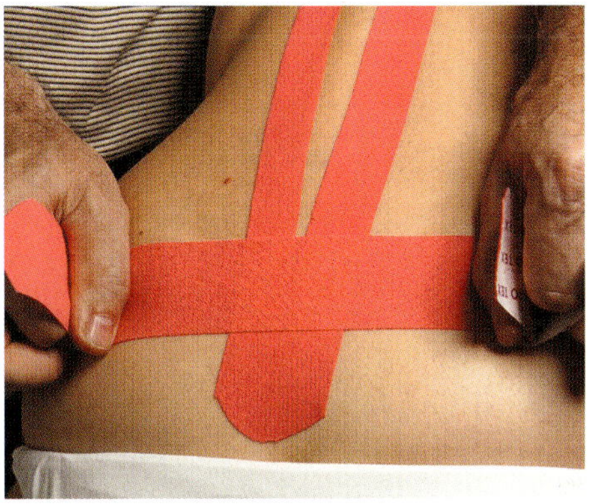

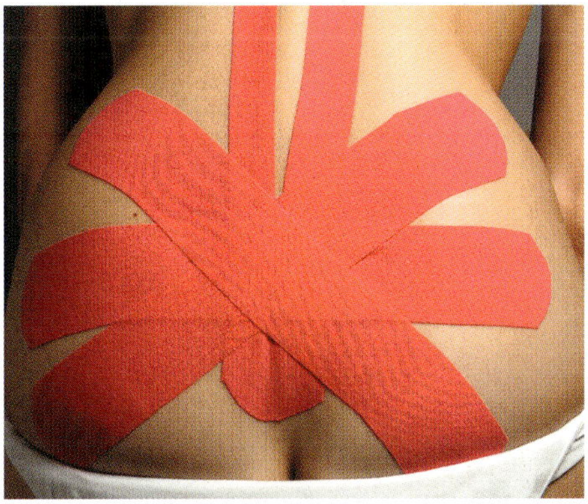
5

Da häufig auch ein Druckschmerz im Iliosakralgelenk besteht, muss das Quertape über diesen Schmerzpunkt hinaus befestigt werden. Hier kommt wieder die Stretch-Technik (s. Seite ■) zum Einsatz, weil es wichtig ist, den gesamten LWS-Bereich intensiv zu therapieren und zu irritieren. Außerdem bekommt der Patient das Gefühl der Stabilisierung in diesem Bereich – aber nur, wenn wir das gedehnte Tape mindestens über das Iliosakralgelenk hinaus auftragen.

4 Hierzu wird das Papier des Tapes in der Mitte aufgerissen und zur Seite geklappt. Der gestretchte Teil des Tapes wird so aufgetragen, dass er mindestens über den Schmerzpunkt reicht.

5 Zum Schluss werden die restlichen beiden Tapes ebenfalls gedehnt und diagonal zu den anderen Bändern aufgetragen, so dass eine Sternform entsteht – der so genannte LWS-Stern.

Gluteal-Tape

Klagt der Patient nach Aufbringen des LWS-Sterns weiterhin über Schmerzen, die ins Gesäß oder die Beine ausstrahlen, kann die Behandlung durch das Gluteal-Tape vervollständigt werden.

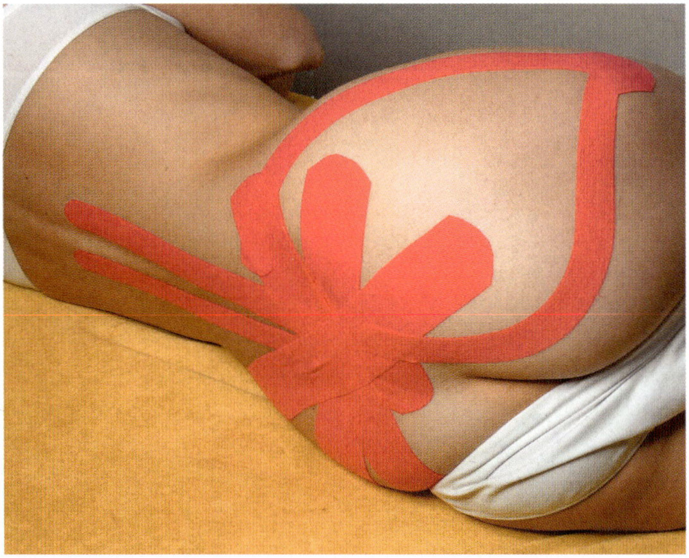

Gluteal-Tape

Auftragen des Gluteal-Tapes

1. Ein V-Tape wird vom äußeren Oberschenkelknochen bis zum Kreuzbein abgemessen.
2. Die Vordehnung des Patienten wird am besten in stabiler Seitenlage durchgeführt. Das zu behandelnde Bein ist dabei zu 90° in der Hüfte gebeugt, auch das Knie ist zu 90° gebeugt. Das Tape wird unterhalb des Schmerzpunktes verankert – dieser liegt auf dem Knochenvorsprung des Oberschenkelknochens.
3. Die eine Hälfte des aufgeschnittenen Bandes wird ohne Zug um den großen Gesäßmuskel geführt. Mit der anderen Hälfte wird der gegenüberliegende Rand des Muskels umfahren.
4. Sollten auch danach die Schmerzen nicht gelindert sein, wird ein weiteres I-Tape vorgedehnt und mit dem gedehnten Bereich auf den Schmerzpunkt aufgebracht. Die Enden in beiden Richtungen gut ausstreichen.

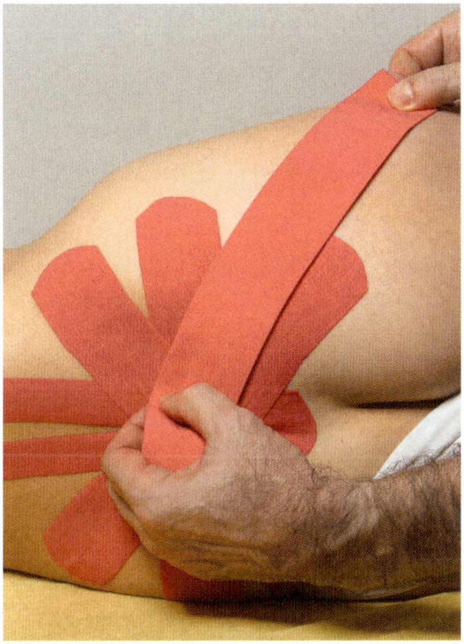

1

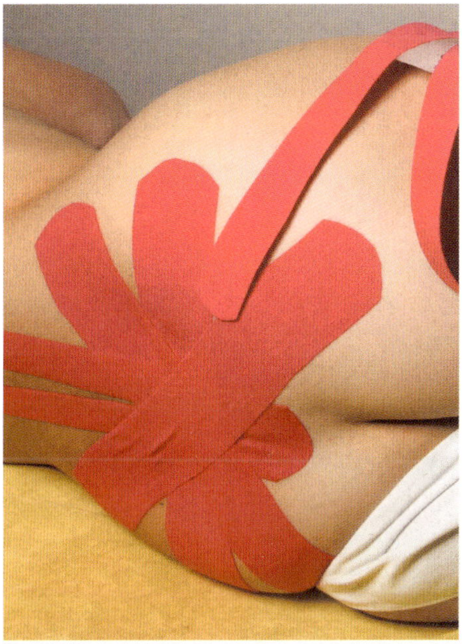

2

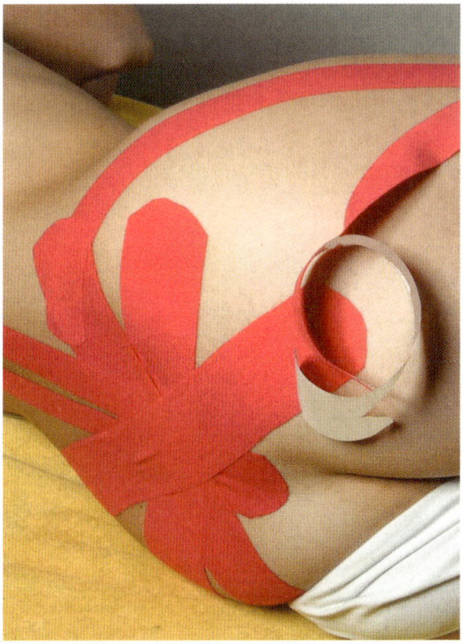

3

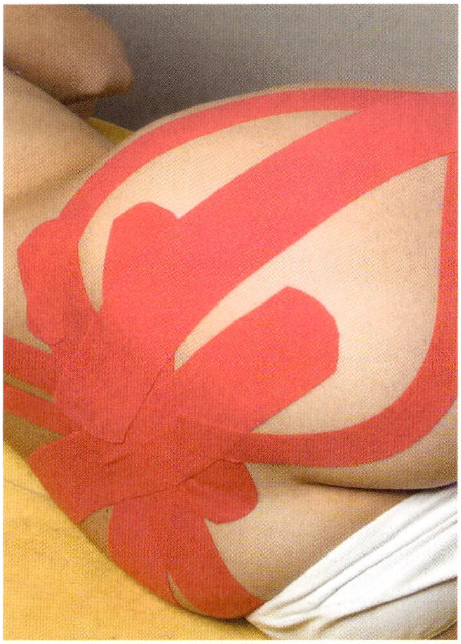

4

Ellenbogenbereich

Tennisarm oder Sehnenscheidenentzündung? Alles kein Problem, denn das behandeln Sie so!

Von den Erkrankungen des Ellenbogens ist den meisten Menschen der so genannte »Tennisellenbogen« bekannt – oft aus eigener leidvoller Erfahrung. Dabei spielen die meisten Betroffenen nicht einmal Tennis! Man findet diese Art der Verletzung (Epicondylitis humeri radialis) bei fast allen Sportarten.

Info

Ob Alltag oder Sport, ob Handwerk oder Kunst: Erst dann werden Sie Freude und Befriedigung empfinden, wenn Sie die Technik beherrschen! Vor allem kommt es dann auch zu weitaus weniger Verletzungen.

Meistens treten die Beschwerden zwischen dem 40. und 50. Lebensjahr auf. Dabei sind Freizeitsportler wesentlich häufiger betroffen als Profis – was möglicherweise auf mangelnde Technik hinweist. Überlastung kann ebenfalls eine Ursache sein. Auch Handwerker, Musiker, Hausfrauen und Menschen, die viel am Computer arbeiten, klagen häufig über Schmerzen am seitlichen Epicondylus des Unterarms.

Im Gewebe lassen sich bei einer solchen Erkrankung eingerissene Kollagenfasern, vermehrte Gefäßeinsprossung und eine Zunahme von Kollagenfasern Typ III erkennen. Kollagenfasern sind Strukturen zur Befestigung des Bindegewebes, die vermehrte Gefäßeinsprossung zeigt eine Reizung an. Man war bisher der Auffassung, es handele sich immer um eine Entzündung – auffallend ist jedoch, dass kaum Entzündungszellen vorhanden sind. Es handelt sich also nicht um eine Entzündung im klassischen Sinn. Folglich ist es mehr eine Reaktion auf die dauernde Belastung bzw. Fehlbelastung. Deshalb sprechen die Ärzte auch eher von einer Tendopathie oder Tendinose, also einer abakteriellen Entzündung

GUT ZU WISSEN

Epicondylus

Der Epicondylus ist der Knochenfortsatz des Gelenkkopfs. Bei der Epicondylitis humeri radialis ist die Beweglichkeit des Oberarms stark beeinträchtigt, bei der Epicondylitis ulnaris kommt es zu einer Druckschmerzempfindlichkeit im Ellenbogenkopf.

der Sehnen bzw. Sehnenscheiden oder von Abnutzungserscheinungen an Sehnenursprüngen und -ansätzen. Darauf werden auch die entstehenden Schmerzen zurückgeführt.

GUT ZU WISSEN

Karpaltunnel-Syndrom

Dabei werden durch mechanischen Druck auf den Unterarmnerv innerhalb des von der Unterseite der Handwurzelknochen und einem Sehnenband gebildeten Karpaltunnels (von griech: karpos = Handwurzel) Störungen hervorgerufen. Diese äußern sich durch Kälte- und Taubheitsgefühl, Schmerzen in den Fingern und einem allmählichen Gewebeschwund der Daumenballenmuskulatur.

Das Karpaltunnel-Syndrom kann manchmal mit einem einzigen kurzen Tape um das Handgelenk erfolgreich behandelt werden (s. Seite 77). Deshalb sollte man das Tapen versuchen, bevor man sich zu einem chirurgischen Eingriff entscheidet. Tritt nach drei bis vier Tagen noch keinerlei Linderung ein, ist wahrscheinlich auch die Schultermuskulatur in Mitleidenschaft gezogen und Sie sollten einen Therapeuten aufsuchen, weil mehrere Muskeln betroffen sind. Eventuell liegt auch eine Blockade im Atlasbereich oder im Bereich des Iliosakralgelenks vor (s. auch Seite 27).

Ursachen für das Karpaltunnel-Syndrom sind u.a. chronisch entzündliche (vor allem rheumatische) Veränderungen der Handgelenkkapsel und Schädigungen des Handgelenks durch Überbelastung.

Wichtig ist, dass man bei der Medi-Taping-Behandlung das Handgelenk auf alle Fälle mit einem blauen Tape versorgt, da es sich um eine Entzündung der Sehnen handelt. Ein rotes Tape wäre hier nicht angebracht, da die Energie durch ein blaues Tape dem Körper entzogen werden muss, während ein rotes Klebeband ihm Energie zuführen würde. Entzündungen sind – aus energetischer Sicht betrachtet – immer ein Zuviel an gestauter Energie.

Epicondylus-Tape

Beim Tennisellenbogen genügt es meistens, den Unterarm mit einem Epicondylus-Tape zu versorgen. Dabei hat man auch gleich die Möglichkeit, dessen schnelle Wirkung kennen zu lernen! Meistens ist eine Linderung nämlich gleich nach dem Aufbringen des Tapes festzustellen. Manchmal sind die Schmerzen wie weggeblasen – auf alle Fälle aber so nachhaltig gelindert, dass der Patient wieder fester zugreifen kann.

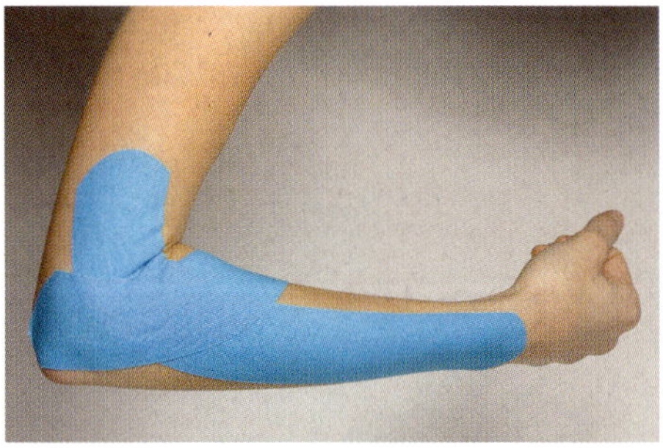

Epicondylus-Tape

Auftragen des Epicondylus-Tapes

1. Vom Handgelenk bis zum Ellenbogen wird ein Tape abgemessen. Zusätzlich wird ein etwa 12 cm langes Tape zurechtgeschnitten. Beide an den Ecken abrunden!
2. Der Arm wird ausgestreckt und die Hand so weit wie möglich nach unten gebogen. Dann wird der Anfang des Tapes fest auf der äußeren Seite des Armes in der Nähe des Handgelenks verankert, damit es beim Aufbringen nicht verrutscht. Klagt der Patient bereits über Schmerzen auf dem Handrücken, wird das Tape natürlich schon im schmerzhaften Bereich aufgetragen.
3. Nun wird das Tape ohne Zug auf der Außenseite des Arms über den Ellenbogen geführt.
4. Der Epicondylus wird lokalisiert.
5. Das zweite, kürzere Tape wird in den ersten 4 cm gedehnt und auf den Epicondylus geheftet. Dabei ist es wichtig, dass es genau über den Schmerzpunkt geklebt wird.
6. Dann wird das Tape diagonal zur Mitte der äußeren Unterarmseite ohne jeglichen Zug ausgestrichen. Das Tape sollte nach einer Woche erneuert und so oft angewendet werden, bis keine Schmerzen mehr auftreten. Erfahrungsgemäß ist eine drei- bis sechsmalige Behandlung nötig.

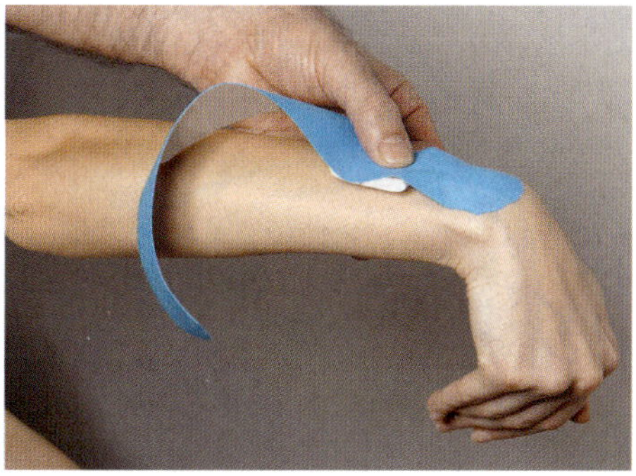
1

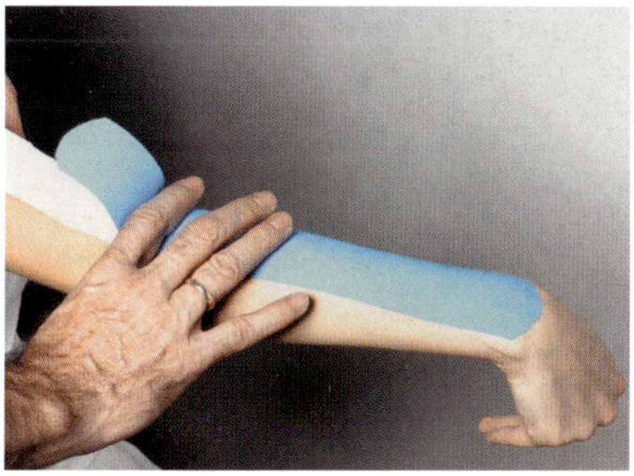
2

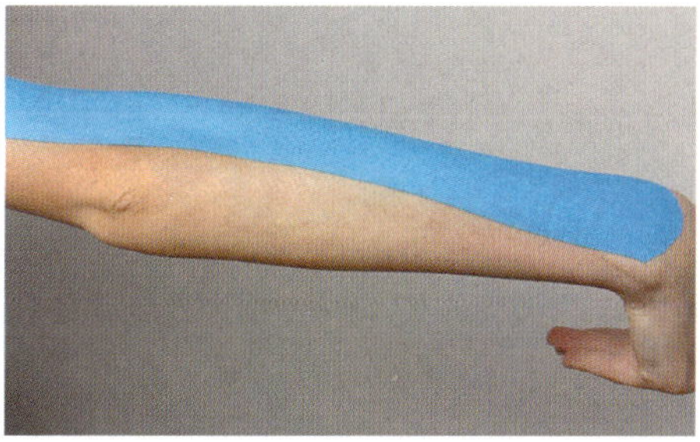
3

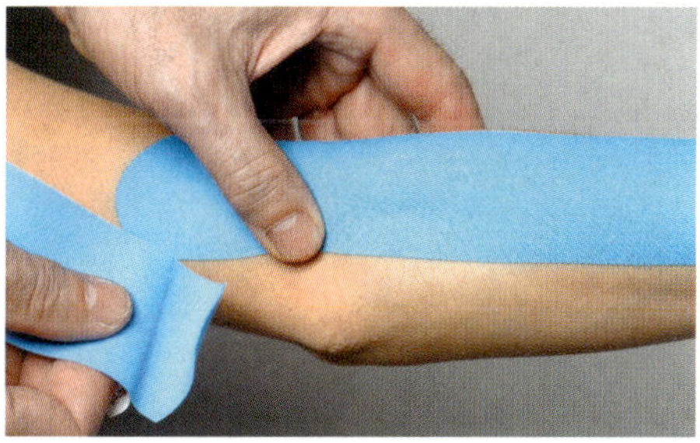
4

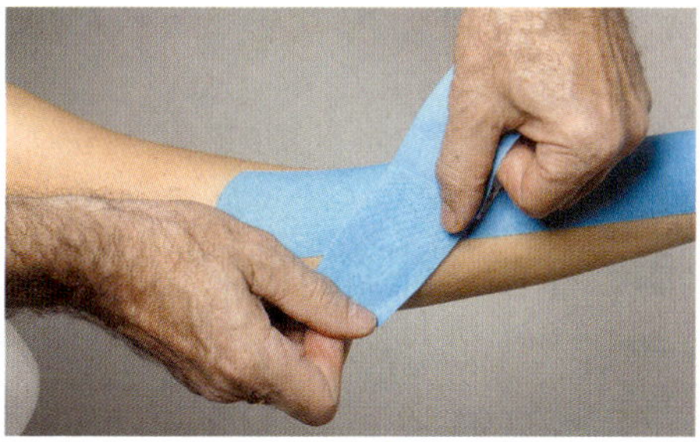
5

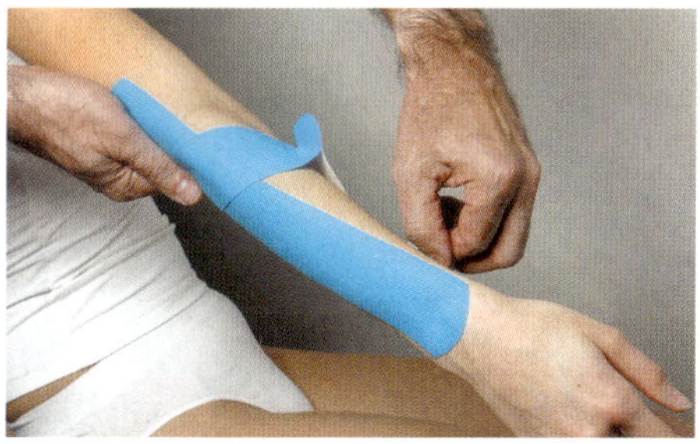
6

Ulnaris-Tape

Bei einem Golferellenbogen wird ein Ulnaris-Tape und ein Karpaltunnel-Tape angelegt.

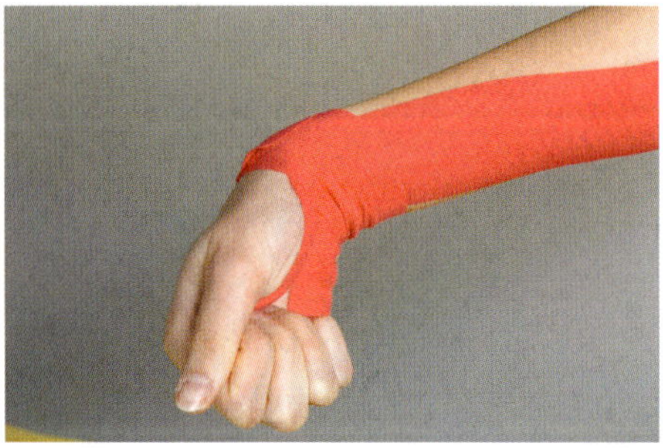

Ulnaris-Tape

Auftragen des Ulnaris-Tapes

1. Der Arm wird nach hinten gestreckt und ein Tape vom Handballen bis zur Ellenbeuge abgemessen.
2. Auf der einen Seite wird das Tape ca. 4 cm eingeschnitten, auf der anderen Seite nur abgerundet. In dem Bereich, in dem das Tape nicht mehr eingeschnitten ist, wird das Papier des Klebebandes ganz eingerissen und an jeder Seite 2 cm zurückgeklappt. Die Hand ist nach hinten gebogen und das Tape wird in voll gedehntem Zustand auf den Schmerzbereich des Handgelenks geklebt.
3. Ein Zügel wird auf den Daumen, der andere auf den kleinen Finger hin ausgestrichen.
4. Das andere Ende des Tapes wird ohne Zug in Richtung Ellenbeuge ausgestrichen.

1

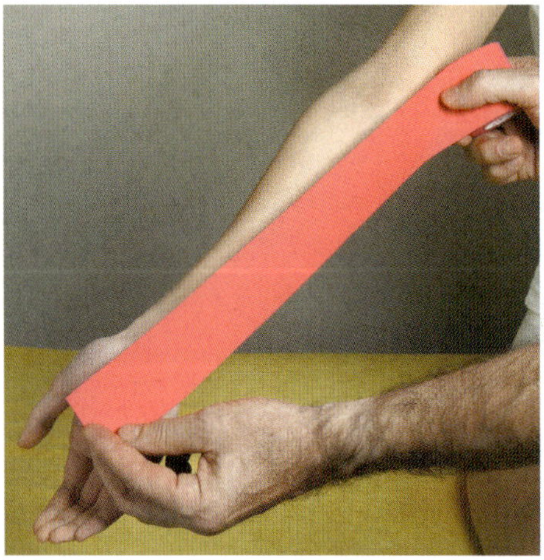

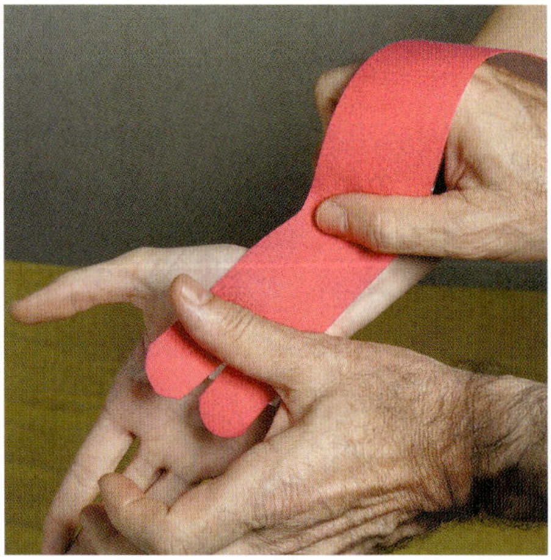

2

Auftragen des Karpaltunnel-Tapes

5 Der Umfang des Handgelenks wird abgemessen und beide Enden des Tapes abgerundet. Dann wird das Papier in der Mitte des Tapes aufgerissen, das Band gespannt, so weit es geht, und auf den Bereich geklebt, der am meisten schmerzt.

6 Das Tapestück, das gedehnt auf das Handgelenk aufgebracht wird, sollte nur die Hälfte des Handgelenkumfangs haben. Eine zirkuläre gedehnte Tape-Aufbringung würde einer Abschnürung gleichkommen, die tunlichst zu vermeiden ist. Also: nur höchstens die Hälfte des Handgelenkumfangs mit gedehntem Tape versorgen, den Rest nur ausstreichen! Sobald sich das Tape auf der Handinnenfläche löst, wird es abgeschnitten. Das Karpaltunnel-Tape hält den Rest für mindestens eine Woche, dann muss es ebenfalls erneuert werden. Auch wenn die Schmerzen reduziert oder gänzlich verschwunden sind, sollte man das Tape noch häufiger auftragen.

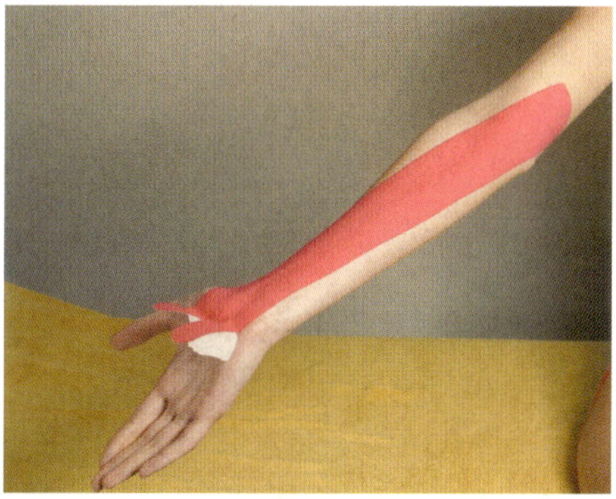
3

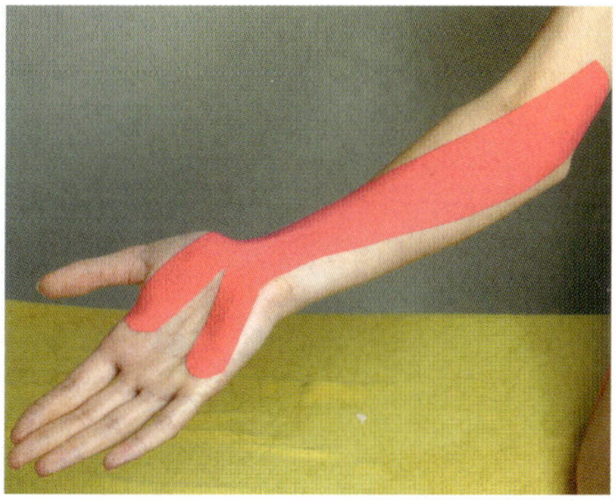
4

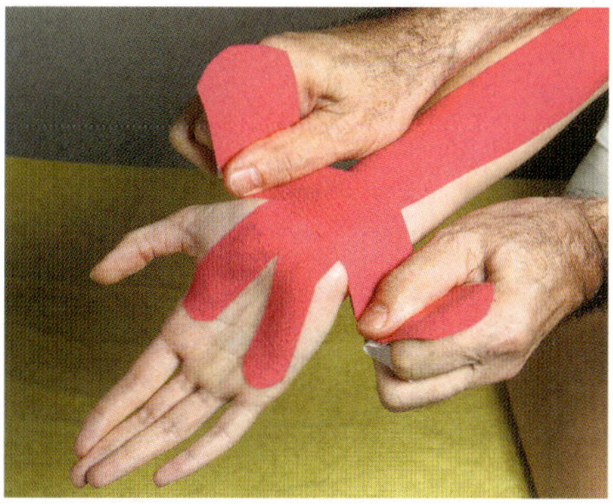
5

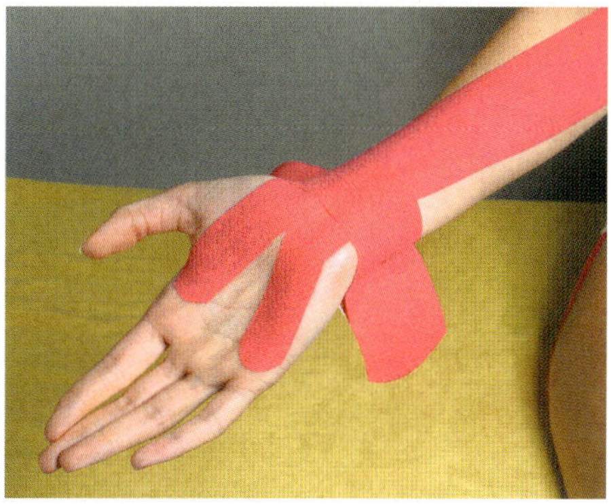
6

Sehnenscheidenentzündung

Gerade nach längerem Tippen im Büro stellt sich nicht selten ein ziehender Schmerz im Unterarm ein. Dass aber auch zwischen Handgelenk und Haltung eine nicht zu unterschätzende Verbindung besteht, erfuhr ich durch einen Architekten, der mit Schmerzen im Handgelenk zu mir kam. Er hatte schon mehrere PC-Mäuse ausprobiert, um sich die tägliche Computerarbeit erträglicher zu gestalten. Ich stellte fest – sehr zu seiner Überraschung, dass er auch an einer Atlasblockade litt.

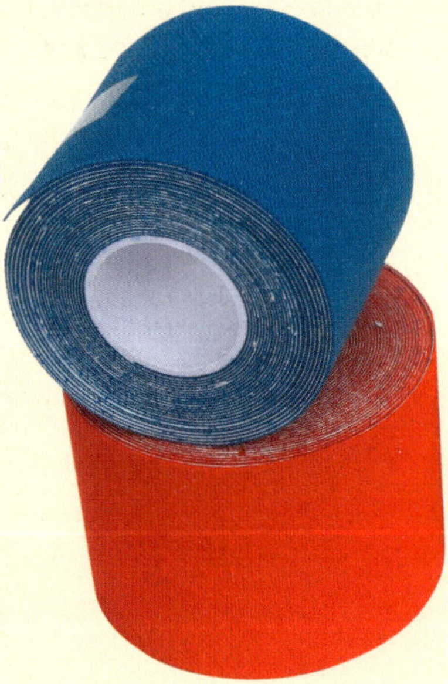

Ursache

Monotone, lang anhaltende Bewegungsabläufe kombiniert mit falscher Haltung am PC oder einer unergonomischen Arbeitsausstattung können sich belastend auf Muskeln und Sehnen auswirken. So können permanentes Klicken mit der Maus und Tippen im Akkord Ihre Handgelenke langfristig überstrapazieren und zu einer Sehnenscheidenentzündung führen. Typisch für diese akute Entzündung ist ein Druckschmerz entlang des Sehnen- und Muskelverlaufs. Häufig fühlt sich das Handgelenk auch überwärmt an und weist Rötungen auf.

Welches Tape hilft?

Schmerzhafte Beschwerden im Handgelenk, auch arthroseartige Abnutzungsprozesse, behandeln Sie gezielt mit dem Daumen- oder Sattelgelenks-Tape (s. Seite 80). Strahlt der Schmerz in Arm und Schulter aus, versuchen Sie auch das Ulnaris-Tape für den Arm (s. Seite 77), das Pectoralis-, Triceps- und Supraspinatus-Tape (auch in Kombination) für die Schulter (s. Seite 58). Bei akuten Schmerzen verwenden Sie blaues Tape. Achten Sie dennoch darauf, Ihre Finger und Handgelenke nicht durch monotone Bewegungen zu strapazieren. Legen Sie gezielt Pausen ein und vermeiden Sie dadurch Schmerzen.

Hand und Fingergelenke

Greifen, anfassen, festhalten – das geht mit gesunden Händen und Fingergelenken am besten!

Auch in diesem Bereich treten häufig Probleme durch Überbelastung der Muskulatur auf. Nicht immer ist es dem Therapeuten möglich zu entscheiden, ob das Gelenk beteiligt ist oder ob eine muskuläre Überbelastung vorliegt.

Sehr häufig klagen Hausfrauen und Handwerker über starke Schmerzen im Grundgelenk des Daumens. Hier kann es durch übermäßige chronische Überanstrengung häufig zu Arthrosen kommen.

Es ist eine Tatsache, dass diese Bereiche – wenn sie z. B. mit dem Daumen- oder Sattelgelenks-Tape versorgt werden – eine sofortige Besserung erfahren und der Patient wieder kräftiger zugreifen kann. Allerdings hält dieses Tape durch die starke Beanspruchung nur wenige Tage und muss öfter erneuert werden!

GUT ZU WISSEN

Arthrose

Diese Erkrankung ist auf Abnutzungsprozesse zurückzuführen. Dadurch kommt es zu einer langsamen Aufrauung der Gelenkfläche, Einrissen und zunehmendem Abrieb der Knorpelsubstanz und zur Zerstörung der darunter liegenden Knochen. Symptome sind anfangs Gelenkgeräusche, Verspannung der Gelenke bei Belastungen, witterungsabhängiger dumpfer Tiefenschmerz und schmerzhafte Verkrampfungen gelenknaher Muskelgruppen.

Daumen- oder Sattelgelenks-Tape

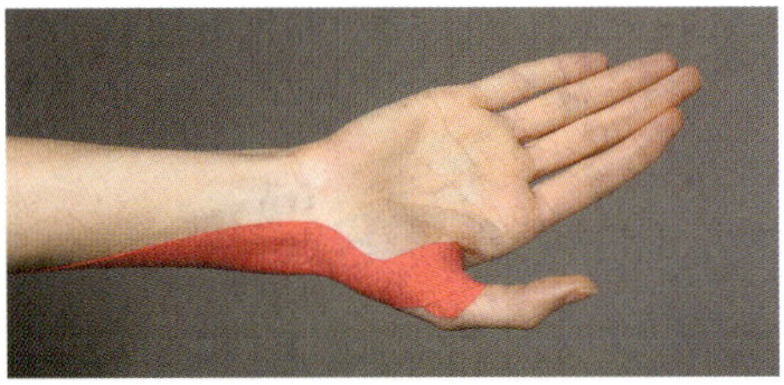

Daumen- oder Sattelgelenks-Tape

Auftragen des Daumen- oder Sattelgelenk-Tapes

1. Ein ca. 20 cm langes Tape wird abgeschnitten; eine Seite wird abgerundet, die andere ca. 5 cm tief eingeschnitten. Der Daumen wird abgespreizt und das Handgelenk so weit wie möglich überstreckt.
2. Das Band wird an der eingeschnittenen Seite aufgerissen und in gedehntem Zustand auf das Grundgelenk des Daumens gedrückt.
3. Die beiden Zügel werden jeweils um die beiden Seiten des Daumens herumgeführt.
4. Der Rest des Tapes wird zum Ellenbogen hin ausgestrichen.

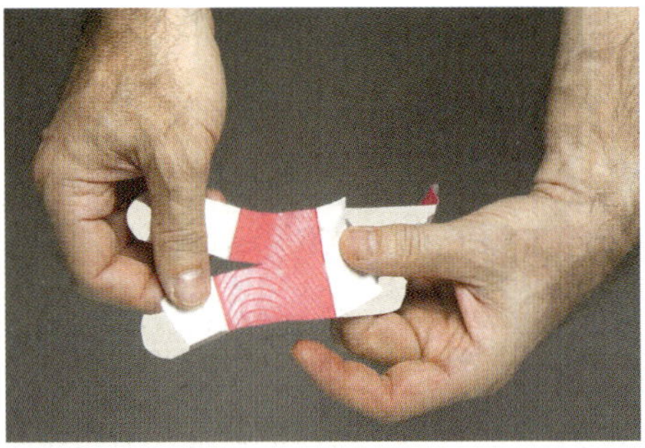

1

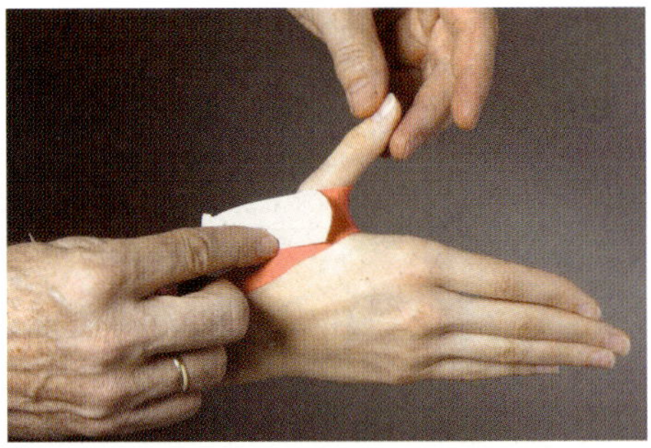

2

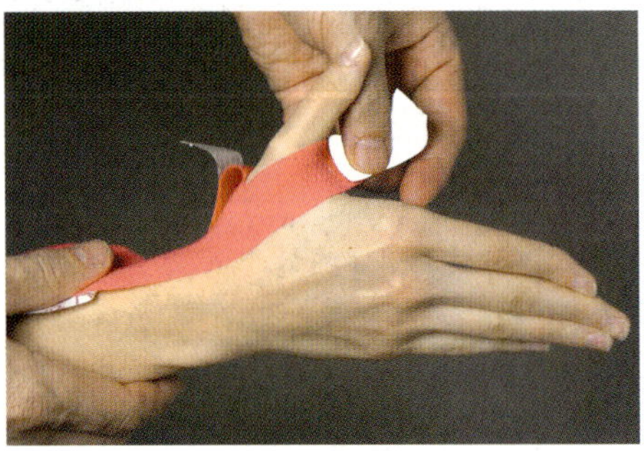

3

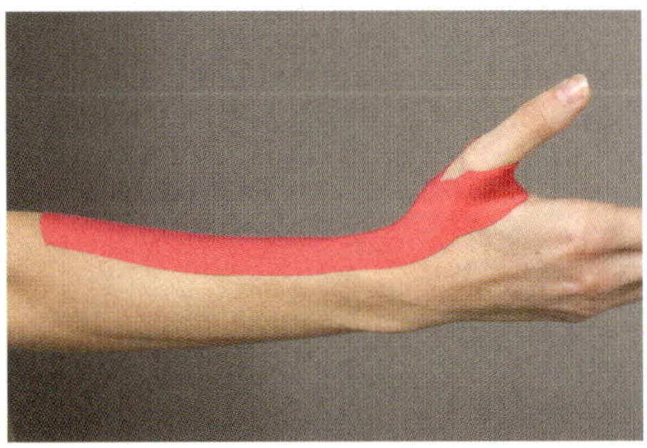

4

Fingergelenks-Tape

Ob im Alltag oder beim Sport, wenn die Finger schmerzen, ist der Spaß schnell vorbei. Die Anbringung des Fingergelenks-Tapes erfordert etwas Übung bzw. Geschick, lohnt sich aber ganz bestimmt.

Auftragen des Tapes

1. Ermitteln Sie die Länge für das Tape, indem Sie oberhalb des Ellenbogens ansetzen und bis zur Spitze des betroffenen Fingers messen. Messen Sie etwas großzügiger, wenn Sie einen zweiten Finger zur Stabilisierung mit einwickeln wollen. Messen Sie die Länge des Fingers, addieren Sie drei Zentimeter und schneiden Sie das Pflaster auf einer Seite in der Mitte in der so errechneten Länge auf. Reißen Sie das Papier bis zu der Stelle, wo das Pflaster eingeschnitten ist, auf und klappen Sie es auf jeder Seite ungefähr zwei Zentimeter zurück. Setzen Sie den Anker mit der durch den Schnitt entstandenen Gabelung unterhalb des Grundgelenks.
2. Nehmen Sie nun einen der beiden noch nicht befestigten Zügel und führen Sie ihn mit etwas Zug spindelartig um den Finger herum.
3. Verfahren Sie mit dem verbleibenden Zügel genauso, allerdings in entgegengesetzter Richtung. Achtung: Lassen Sie das Papier bis zum Schluss auf dem Ende der beiden Zügel, damit Sie diese befestigen können, ohne die Klebefläche zu berühren. Gelingt das nicht, hält das Tape nicht ausreichend.

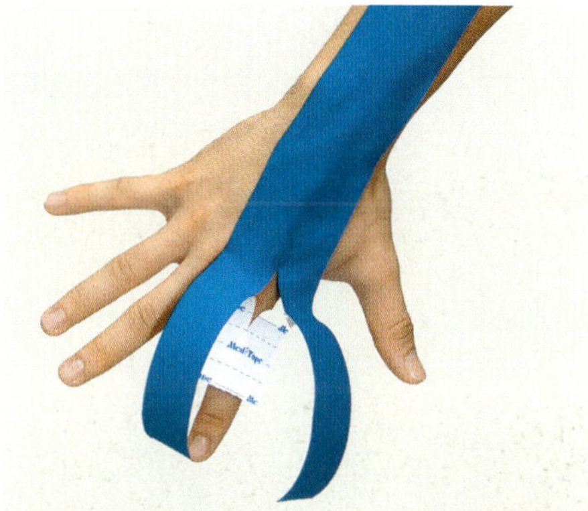

1

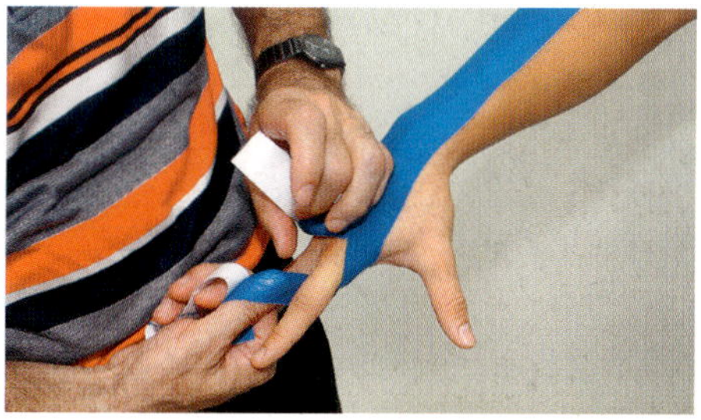

2

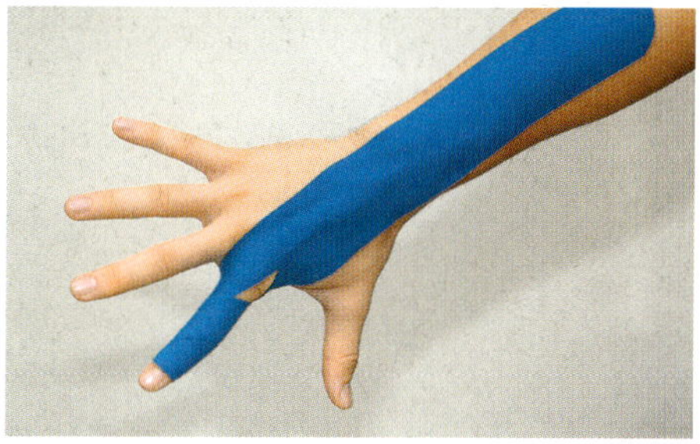

3

Kniegelenkbereich

Vor allem auf diesem Gebiet hat man als Arzt mit Medi-Taping gute Erfolge.

Das Knie behandele ich am liebsten, weil hier der Erfolg am deutlichsten zu sehen ist. In diesem Bereich habe ich zahllosen Patienten helfen und sie von ihren Beschwerden befreien können – angefangen vom Verschleiß im Knie, Rheuma, Knieentzündungen, Meniskusschaden, Schmerzen nach Operationen bis hin zur vollständigen Knieprothese.

Gerade hier trifft zu, was ich in letzter Zeit häufig beobachten durfte: Wir Ärzte lassen uns einfach zu häufig von »bildgebenden« Verfahren (z. B. Endoskopie) dazu verleiten, die Schmerzen, die der Patient subjektiv empfindet, allein mit diesen Befunden zu verbinden.

Aufgrund der vorgeschrittenen endoskopischen Untersuchungsmethoden

GUT ZU WISSEN

Gründe für Schmerzen im Knie

- **Verschleiß- oder Abnutzungskrankheiten** durch lang andauernde Beanspruchung oder Überbeanspruchung von Organen oder Organsystemen.
- **Rheumatismus** (»Gliederreißen«): Sammelbegriff für schmerzhafte, funktionsbeeinträchtigende Störungen des Stütz- und Bewegungssystems vielfältiger Ursache.
- **Meniskusverletzungen:** häufige Folge eines Sportunfalls; durch überstarke Drehung des Oberschenkels bei feststehendem Unterschenkel und gebeugtem Kniegelenk kommt es zu einem Meniskus-Riss mit Kniegelenk-Erguss.
- **Morbus Schlatter:** Diese Krankheit tritt meist zwischen dem 10. und 15. Lebensjahr vor allem bei Jungen als halb- oder beidseitige aseptische Nekrose (nicht infektiöses Absterben von Zellen oder Gewebsteilen) des Schienbeinkopfes auf und äußert sich durch Schmerzen beim Gehen. Schulmedizinisch wird die Erkrankung durch Ruhigstellung im Gipsverband therapiert.
- **Chondropathie:** Krankhafte Veränderung des Knorpels, beispielsweise am Kniegelenk. Diese kann anlagebedingt sein, aber auch durch Unfälle oder Überbelastung verursacht werden.

GUT ZU WISSEN

Endoskopie

Dies ist ein diagnostisches Untersuchungsverfahren mit Hilfe eines Endoskops, mit dem die inneren Organe von innen betrachtet werden können. Dieses wird beispielsweise bei Darm- und Bauchspiegelungen eingesetzt, aber auch zur Untersuchung von Gelenken verwendet.

kommt es gerade in letzter Zeit zu vermehrten Operationsindikationen, deren Zahl täglich steigt. Dass nicht jede Operation nötig ist, sieht man anschließend an den Befunden, die zwar eine Glättung des Knorpels beschreiben – wobei der Patient aber immer noch nicht schmerzfrei ist.

Viele derartige Operationen konnte ich bisher verhindern. Denn: Warum soll man operieren, wenn nach der Anwendung des Tapings keine Schmerzen mehr auftreten und man annehmen muss, dass die Schmerzen einen anderen Grund hatten, als aufgrund des bildgebenden Verfahrens vermutet wurde?

Häufig ist ein Innenmeniskusschaden nur eine Überlastung des Musculus sartorius, des Schneidermuskels, der für die Bewegungen des Ober- und Unterschenkels zuständig ist. Sehr oft zeigt es sich, dass der Patient nach der Versorgung mit Medi-Taping beschwerdefrei ist.

Oft liegt der Schmerzpunkt auch unterhalb des unteren Kniescheibenrandes (Patellaspitzensyndrom). Mitunter treten Schmerzen aber auch unter der Kniescheibe oder um sie herum auf. Auch hier wirkt das Medi-Tape druckentlastend.

GUT ZU WISSEN

Meniskus

Beim Meniskus handelt es sich um eine in verschiedenen Gelenken vorkommende Faserknorpelscheibe. Meistens ist jedoch der Meniscus lateralis im Kniegelenk damit gemeint. Dieser wird häufig durch Sportverletzungen in Mitleidenschaft gezogen. In der Schulmedizin wird diese Verletzung durch Ruhigstellung mit einem Gipsverband und durch einen operativen Eingriff behandelt.

Kniegelenkbeschwerden

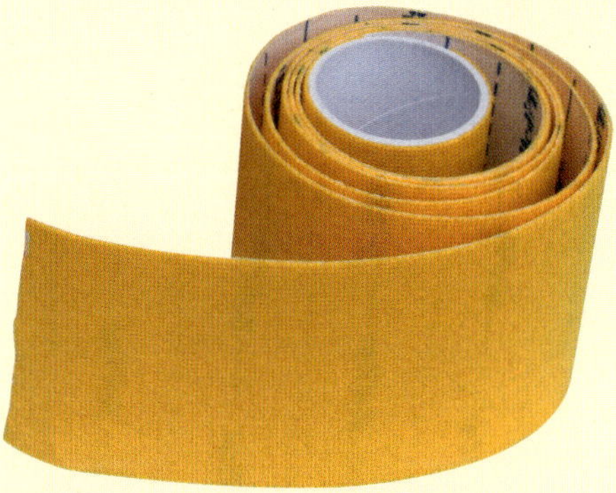

Auch Kniebeschwerden zählen zu den gehäuft auftretenden Alltagsbeschwerden. Sie entstehen vor allem bei Frauen, die sportlich aktiv sind oder gern hohe Schuhe tragen. Einen ähnlichen Fall kenne ich auch aus meiner Praxis: Ein junges Mädchen kam nach einer Innenmeniskusoperation mit anhaltenden Knieschmerzen zu mir. Ich untersuchte sie und stellte eine nicht unbedeutende Beinlängendifferenz von 1 cm fest. Nach Auftragen eines Knie-Tapes war sie in kurzer Zeit beschwerdefrei.

Ursache

Schmerzende Knie durch zu langes Laufen mit High Heels? In diesem Fall muss, wer schön sein will, nicht leiden, denn bei Knieschmerzen ist die Erfolgsquote des Medi-Tapings besonders hoch. In den meisten Fällen lässt sich der Schmerz auf der Innenseite des Knies ausmachen, unterhalb des Kniegelenkspalts. Anatomisch gesehen liegen die Schmerzen also genau über dem Pes anserinus, dem so genannten Gänsefuß, an dem drei Muskeln festmachen, die überlastet sind und mit dreifacher Kraft ziehen. Zusätzlich zu diesem Schmerz ist eine schiefe Haltung Begleiterscheinung von Knieschmerzen.

Lassen Sie Vorsicht walten! Knieschmerzen werden oft als Innenmeniskusschaden, Haarriss oder Knorpelbelastung diagnostiziert und mit unnötigen und schmerzhaften Operationen oder Therapien behandelt. Ein Großteil der Ursachen von Kniebeschwerden ist muskulärer Natur. Lassen Sie sich tapen (oder tapen sich selbst) und lindern Sie sanft und ohne Eingriff den Schmerz.

Welches Tape hilft?

Eine Entlastung und Schonung des betroffenen Knies erreichen Sie einfach und nebenwirkungsfrei mit dem Kniegelenkserguss-Tape (s. Seite 88). Gerade hier wird – auch bei rheumatisch bedingtem Anschwellen der Knie – durch die lymphatische Massage eine hervorragende und langanhaltende Wirkung erzielt.

Info

Lymphatische Massage

Wählen Sie die Länge der Tapes niemals zu kurz. Jeder Zentimeter, der auf der Haut aufliegt, löst eine lymphatische Massage aus, die angenehm für Entspannung sorgt und Schmerzhormone abbaut.

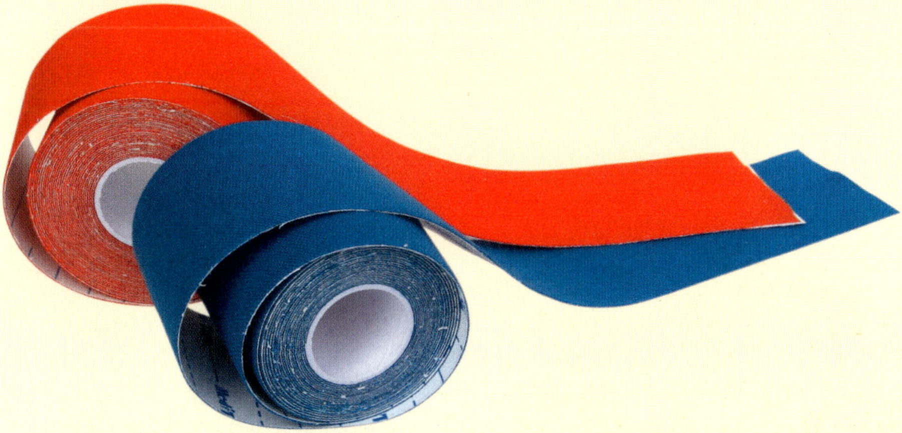

GUT ZU WISSEN

Experiment

Probieren Sie es selbst aus! Ziehen Sie sich einen Schuh mit einer Sohlenerhöhung um mindestens 1 cm an. Stellen Sie sich vor einen Spiegel und belasten Sie beide Beine gleich. Sie werden erstaunt sein, dass Sie gar nicht merken, wie schief Sie stehen, weil der Gleichgewichtssinn Sie optisch gerade erscheinen lässt. Nur an den Schultern erkennen Sie, dass Sie nicht gerade stehen.

Was aber noch viel wichtiger ist: Achten Sie auf das Bein mit dem Schuh. Sie werden merken, dass die komplette Beinmuskulatur angespannt ist. Sie übersäuert und schmerzt, weil sie nicht ausreichend mit Sauerstoff und lebenswichtigen Nahrungsstoffen versorgt wird.

Knie-Tape

Wie bereits erwähnt, ist die Behandlung des Knies mit Medi-Taping besonders erfolgreich. Durch das Taping erfährt das Knie bei jedem einzelnen Schritt eine lymphatische Entstauungsmassage. Das Band wirkt auch reflektorisch auf das Innere des Gelenks und auf den Gelenkerguss.

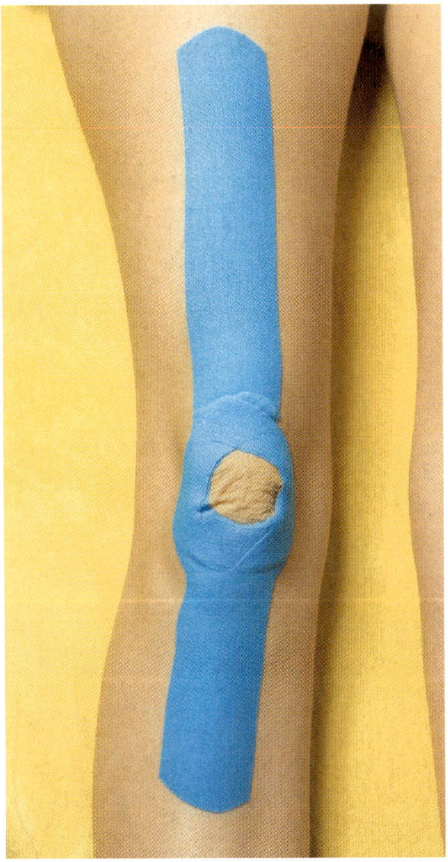

Knie-Tape

Auftragen des Knie-Tapes

1. Es werden zwei Tapes zurechtgeschnitten: Das eine Band wird vom Unterrand der Kniescheibe bis zur Mitte des Oberschenkels abgemessen, das zweite vom Oberrand der Kniescheibe bis zur Mitte des Unterschenkels. Beide Tapes werden in der Mitte auf einer Länge von etwa 10 cm in der Mitte eingeschnitten, so dass sie später die Kniescheibe umrunden können. Beim Aufbringen liegt der Patient auf dem Rücken, das betroffene Knie sollte eine Beugung von etwa 70° haben.
2. Man nimmt zunächst das längere Tape und reißt das Papier an der Stelle auf, wo der Einschnitt des Tapes aufhört.
3. Dann klebt man es oberhalb der Kniescheibe auf.
4. Das Tape wird etwas gedehnt (ca. 30%).
5. Beide Zügel werden um die Kniescheibe herumgelegt.
6. Danach wird mit dem kürzeren Tape auf die gleiche Weise am unteren Rand der Kniescheibe verfahren. Beide Zügel sollten die Kniescheibe am Rand voll überlagern. Der Rest des Tapes wird nur noch ausgestrichen. Bei einem Patellaspitzensyndrom sollte zusätzlich noch ein Quertape mit vollem Zug auf den Schmerzpunkt aufgetragen werden.

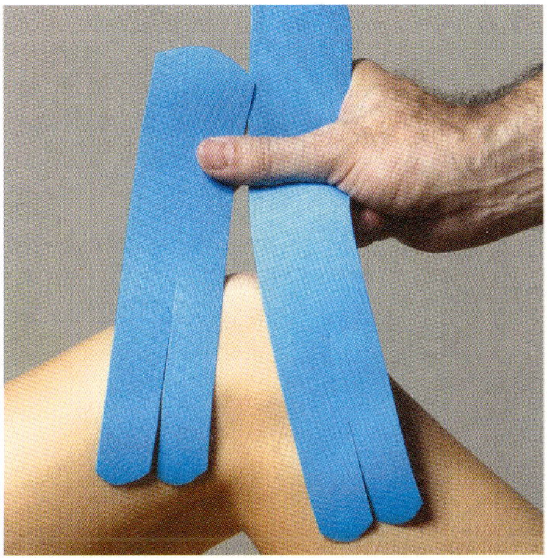
1

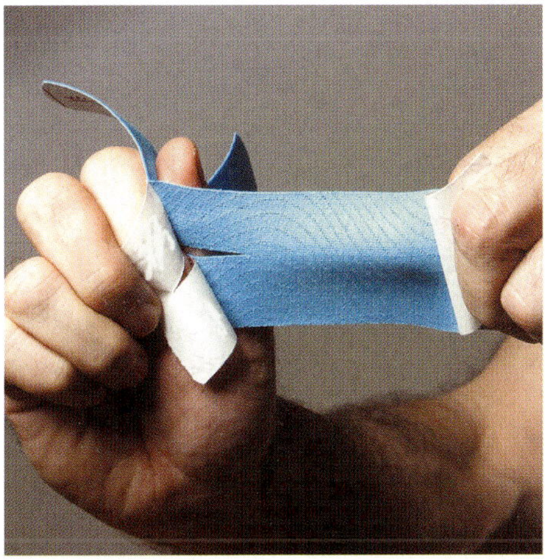
2

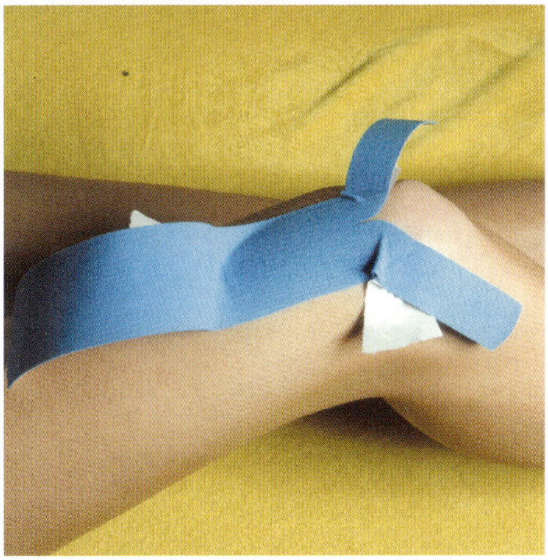
3

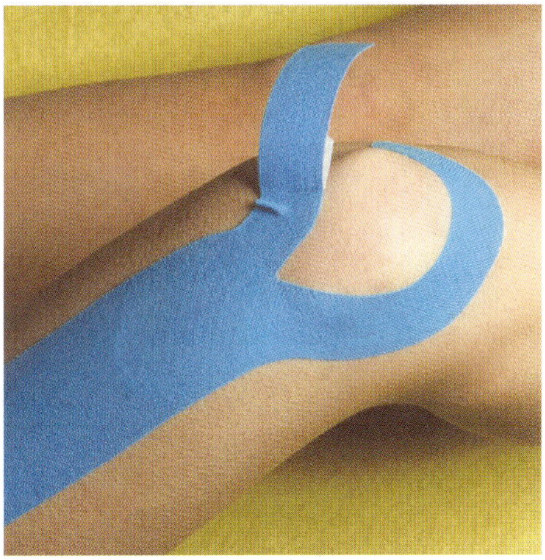
4

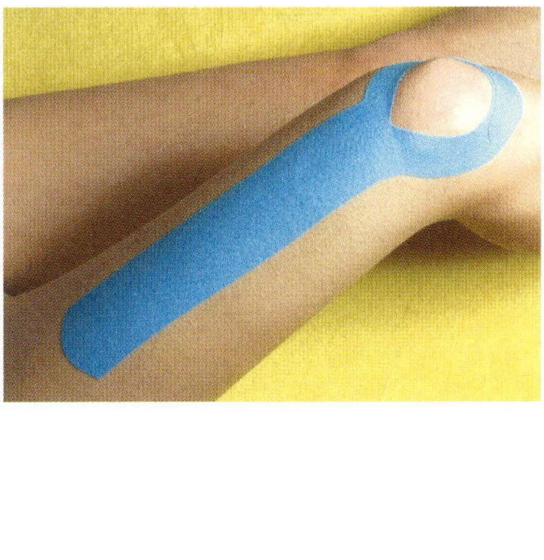
5

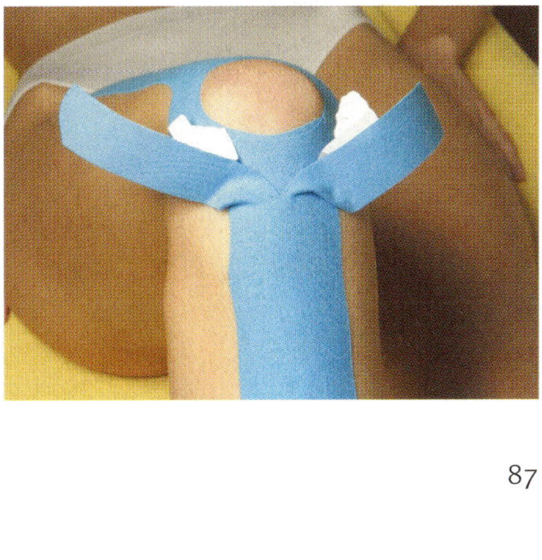
6

Kniegelenkserguss-Tape

Es gibt mehrere Gründe, warum das Knie anschwillt und zu einem »Reizerguss-Knie« wird. Es gibt immer wieder Patienten, die nach längerem Knien oder Laufen am nächsten Tag über Schwellung und Schmerzen berichten. Nach einem rheumatischen Schub klagen Patienten ebenfalls häufig über eine Kniegelenksschwellung. Auch hier hat sich das Medi-Taping bewährt, weil es das Punktieren unnötig macht. Wahrscheinlich ist die lymphatische Massage des gesamten Kapselapparates in diesem Bereich der Grund für die hervorragende Wirkung.

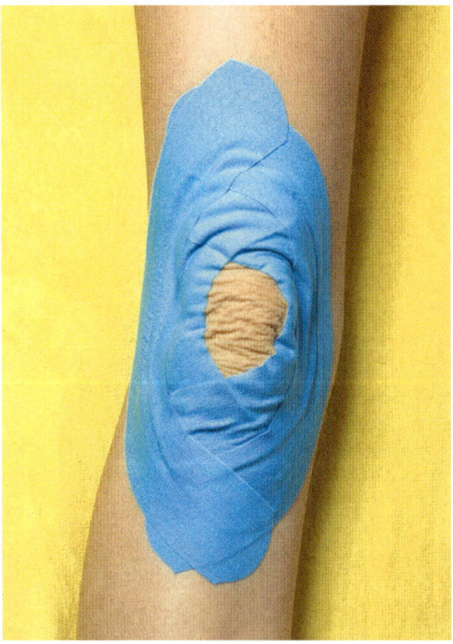

Kniegelenkserguss-Tape

GUT ZU WISSEN

Punktieren

Bei einer Punktion wird eine Hohlnadel zu diagnostischen oder therapeutischen Zwecken in natürliche oder durch Krankheitsprozesse entstandene Hohlräume, Gefäße oder Organe eingeführt, z. B. in das Kniegelenk.

Auftragen des Kniegelenkserguss-Tapes

1. Benötigt werden zwei lange und zwei kurze Tapes. Je nach Stärke und Umfang der Schwellung wird das Band diagonal über dem Erguss abgemessen – lieber zu lange als zu kurze Tapes abschneiden. Der Patient liegt beim Aufbringen auf dem Rücken und hält das Knie in einer Beugung von etwa 70°.
2. Das Papier des kurzen Tapes wird in der Mitte aufgerissen und dann auf einer Strecke von zehn Zentimetern zurückgeklappt, gedehnt und um die Kniescheibe herumgelegt.
3. Man führt dabei das erste kurze Tape mit einer leichten Dehnung zwischen den Fingern von außen um die Kniescheibe.
4. Das zweite kurze Tape wird an der Innenseite um die Kniescheibe

herumgeführt, so dass diese unbedeckt bleibt.

5 Danach werden in gleicher Weise die beiden langen Tapes neben die bereits aufgebrachten Klebebänder angelegt.

6 Bitte die äußeren Tapes nicht zu sehr dehnen, sonst schlagen sie nach der Dehnung des Knies um und haften nicht mehr! Dieses Taping sollte jede Woche erneuert werden.

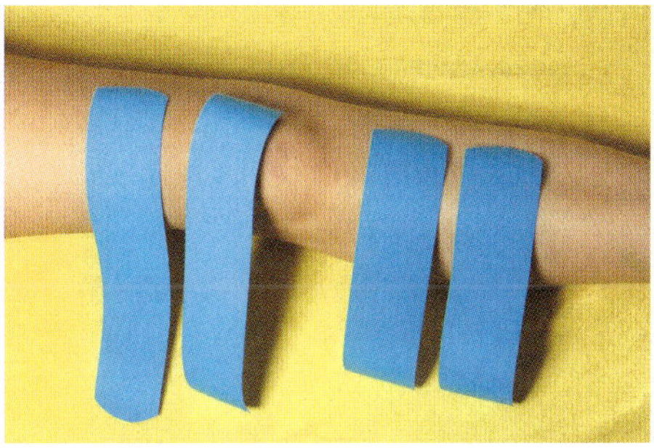
1

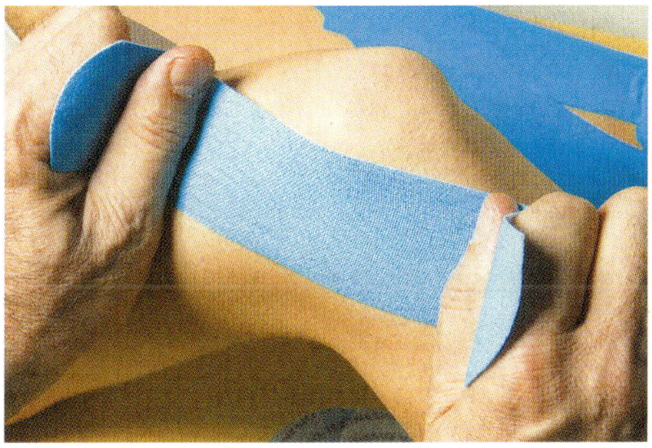
2

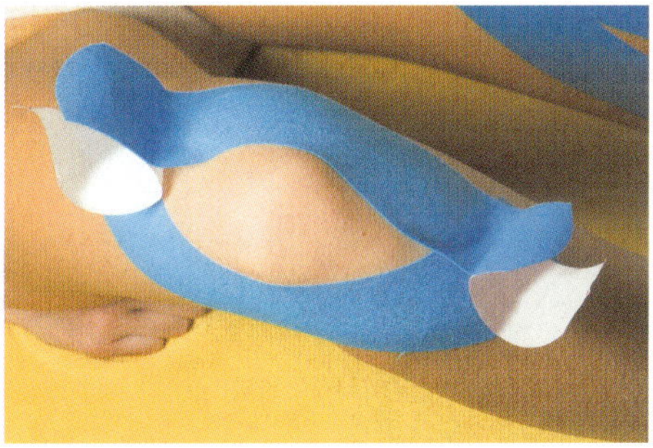
3

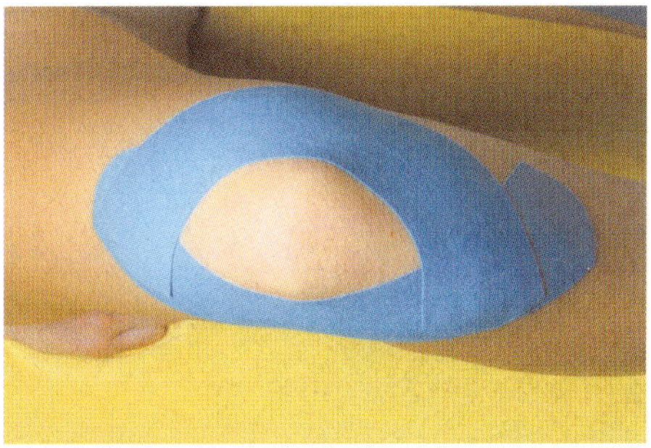
4

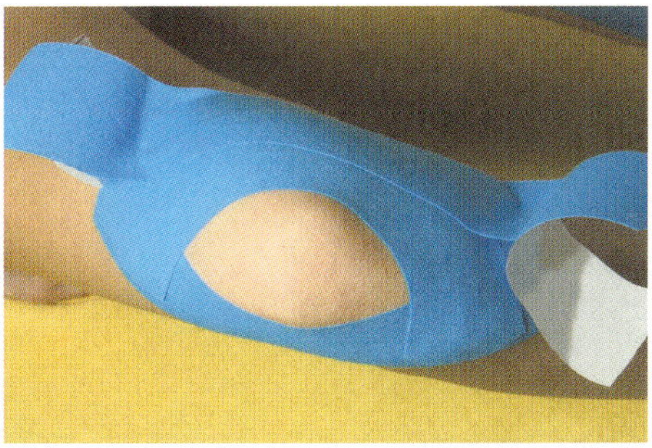
5

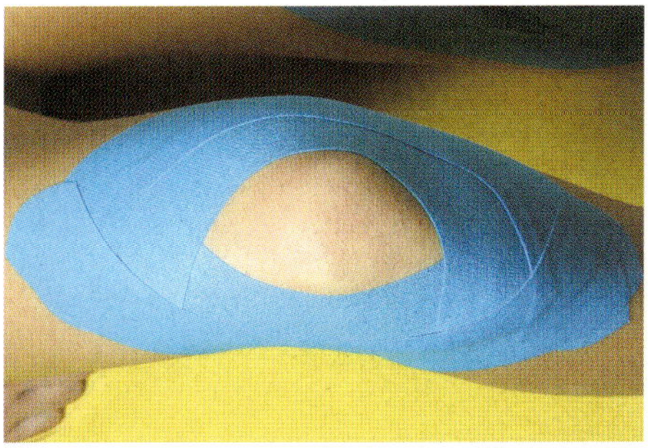
6

Oberschenkelbereich

Ihre Beine tragen Sie durch das Leben. Was Sie dazu beitragen können, erfahren Sie hier.

In diesem Bereich gibt es mehrere Möglichkeiten, die entstandenen Probleme mit Medi-Taping zu behandeln: durch das Oberschenkel-Adduktoren-Tape, das Psoas-Tape (Psoas = Lendenmuskel), das Hamstring-Tape (Hamstring = hinterer Oberschenkelmuskel) und das Sartorius-Tape (Sartorius = Schneidermuskel).

Oberschenkel-Adduktoren-Tape

Obwohl die Adduktorengruppe am Oberschenkel aus fünf verschiedenen Muskeln besteht, hat es sich in der Praxis gezeigt, dass zwei Tapes für diesen Bereich durchaus genügen, um die Schmerzen erfolgreich zu lindern. Es sind dies das lange und das kurze Adduktoren-Tape. Schon viele Patienten konnte ich mit dem Adduktoren-Tape erfolgreich behandeln.

Auftragen des Oberschenkel-Adduktoren-Tapes

1. Beim Aufbringen liegt der Patient auf dem Rücken und winkelt das zu versorgende Bein nach außen ab.
2. Bei Beschwerden im inneren Bereich des Oberschenkels wird das lange Adduktoren-Tape angewandt. Dieses wird vom Schambeinhöcker bis zum Knie abgemessen.
3. Der Ansatz des Schambeinhöckers wird ertastet,
4. das Band wird hier verankert
5. und zum Knie hin ausgestrichen.
6. Das kurze Adduktorenband wird bei Schmerzen in der Hüfte oder solchen, die sich bis ins Leistenband hinziehen, aufgetragen. Dafür wird das Band vom Schambeinhöcker bis zum oberen Darmbein abgemessen, auf dem Ansatz des Musculus adductor brevis (kurzer Adduktorenmuskel) verankert und ohne Spannung unterhalb des Leistenbandes auf das obere Darmbein zu gezogen. Es kann zusammen mit dem langen Adduktorenband aufgetragen werden, falls entsprechende Schmerzen bestehen.

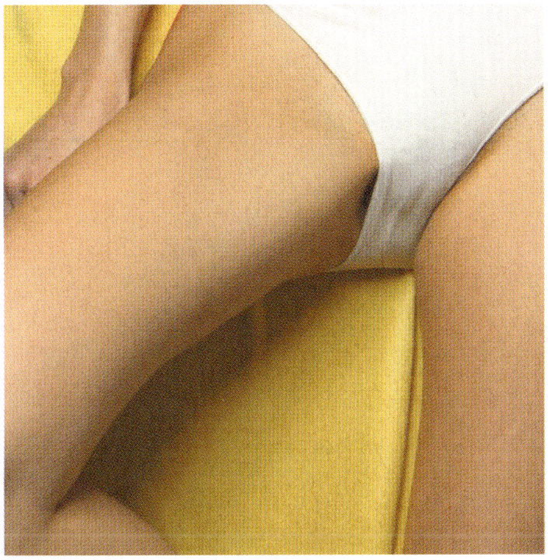

1

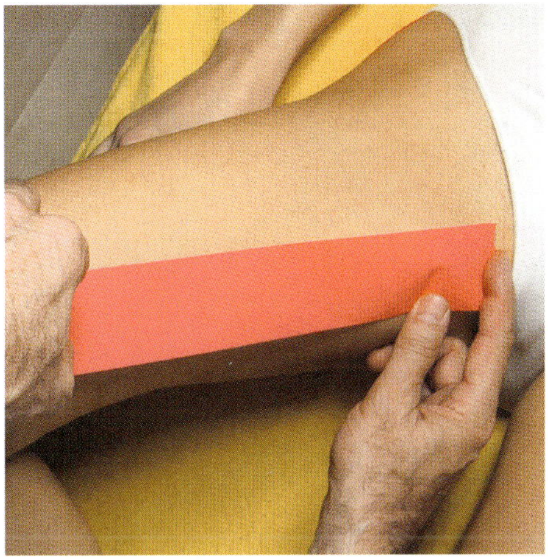

2

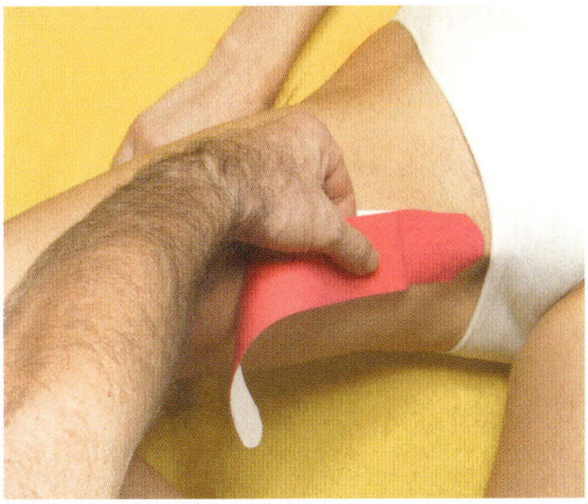

3

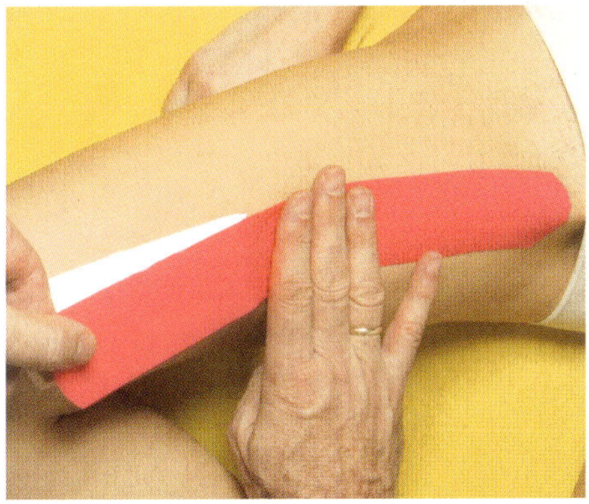

4

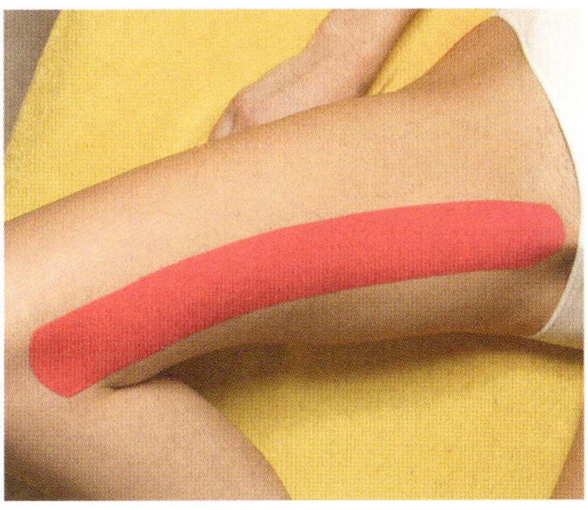

5

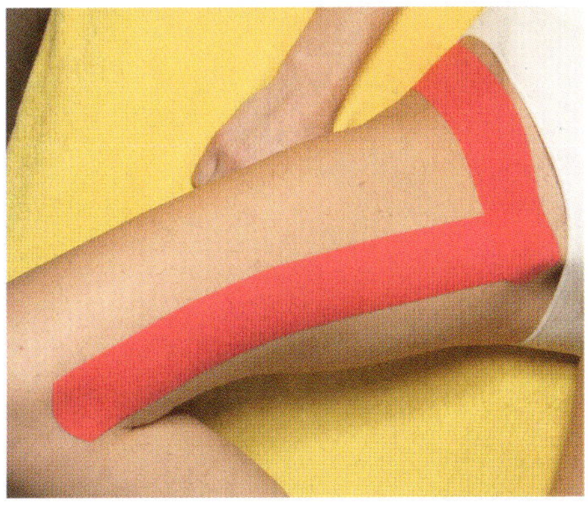

6

Hüftgelenkbeschwerden

Ebenso regelmäßig wie das Knie- ist auch das Hüftgelenk von Taubheitsgefühlen und Unbeweglichkeit betroffen. Ein solcher Fall ist mir auch gut aus meiner Praxis in Erinnerung: Eine Patientin, deren Hüfte bereits mit einer Prothese versorgt war, kam mit Schmerzen und dem Wunsch zu mir, jeden weiteren klinischen Eingriff zu vermeiden und dennoch ihre Beschwerden zu lindern. Auch hier stellte ich eine fehlerhafte Haltung mit Beinlängendifferenz fest und behandelte sie mit Medi-Taping.

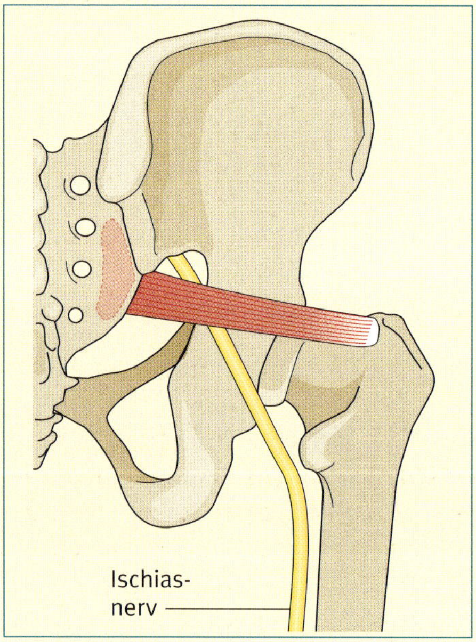

Ursache

Unbeweglichkeit, Taubheit und Schmerz in der Hüfte werden oft mit Hilfe von Röntgenbildern als Bandscheibenvorfall, Arthrose oder verengter Wirbelkanal diagnostiziert. In den meisten Fällen haben die Schmerzen jedoch eine andere Ursache – den Bau des Iliosakralgelenks. So verrutscht – bei schiefer Haltung – das Kreuzbein gegen die Beckenschaufel. Auf den Nervus ischiadicus wird damit Druck ausgeübt, der dann als Schmerz oder Taubheit in der Hüft- und Leistengegend empfunden wird.

Welches Tape hilft?

Da die Ursache von Hüftgelenkbeschwerden also nicht selten in falscher Haltung zu suchen ist, sollten Sie beim Tapen bei der Wirbelsäule ansetzen. Als besonders wirksam haben sich der LWS-Stern (s. Seite 67), der auch bei Rückenschmerzen und Schwangerschaftsbeschwerden hilft, und das Gluteal-Tape (s. Seite 69) erwiesen. In einigen Fällen ist aber auch eine Verkürzung der Muskulatur für Ihre Schmerzen verantwortlich. Verursacht wird diese durch häufiges Sitzen, das den Oberkörper nach vorn zieht und den Rücken einseitig belastet. Verwenden Sie hier das Psoas-Tape (s. Seite 93) und das Oberschenkel-Adduktoren-Tape (s. Seite 90), um Ihre Beschwerden zu lindern.

Wenn Ihre Schmerzen unverändert weiter auftreten, lassen Sie sich jedoch unbedingt von einem Arzt behandeln.

Psoas-Tape

Viele Patienten werden an der Hüfte, der Wirbelsäule oder an den Knien operiert – und klagen danach über die gleichen Beschwerden wie vor der Operation. Denn der häufigste Grund für Rücken- und Knieschmerzen sind Muskelverkürzungen! Dabei handelt es sich um eine Erkrankung, die eigentlich ältere Menschen betrifft – aber ich musste auch schon Dreißigjährige aufgrund einer beginnenden Muskelverkürzung behandeln – es ist also wichtig, diese Krankheit früh genug zu erkennen.

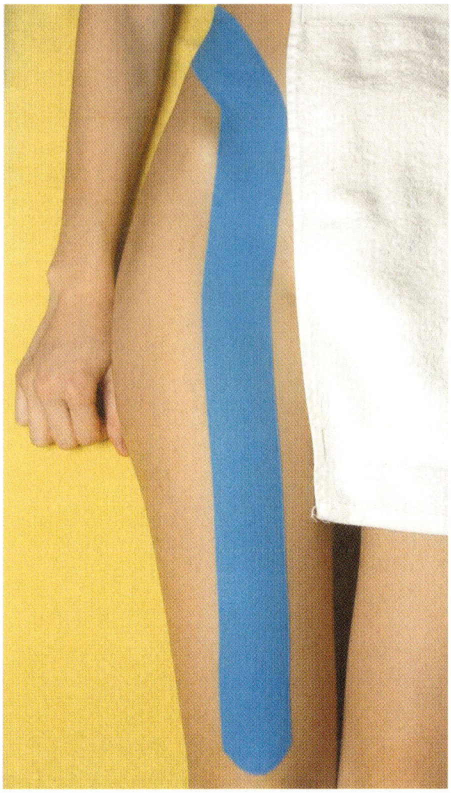

Psoas-Tape

Mit den Jahren verkürzen sich der Musculus iliopsoas (Hüftlendenmuskel) und auch die Adduktorengruppe im Oberschenkel. Da der Musculus iliopsoas seinen Ursprung an der Vorderseite der Lendenwirbel hat und sich bis zum Oberschenkel hinzieht, kippt er das Becken bei langsamer Verkürzung nach vorne ab (siehe Skizze). Um dieses Abkippen zu verhindern, geht der Patient vorsorglich in die Knie.

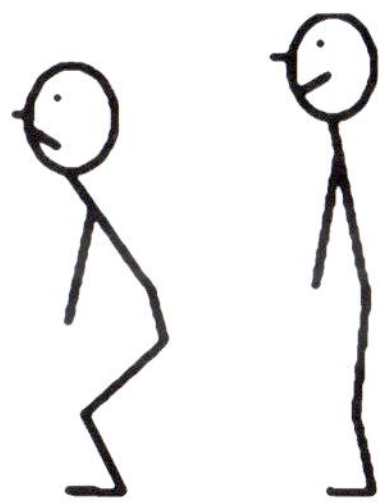

vorher nachher

Diese Fehlhaltung führt zu einer dauerhaften Anspannung der Rückenmuskulatur sowie der Oberschenkel- und der Kniemuskeln. Folge sind mit Blut und Lymphe unterversorgte Muskelbereiche, die sich entzünden und zu schmerzen beginnen. Ich bin allerdings der Meinung, dass auch hier die chronische Problematik des Iliosakralgelenks (s. Seite 27) eine große Rolle spielt.

Durch Medi-Taping kann in diesem Bereich eine sofortige Entspannung der Oberschenkelmuskulatur und eine Schmerzlinderung erreicht werden! Dem Patienten ist es wieder möglich, sich aufzurichten und in die normale entspannte Position überzugehen.

Die Bereiche der Oberschenkel- und Gesäßmuskulatur werden mit Tapes versorgt, damit der Patient beschwerdefrei ist. Häufig gibt er dann allerdings leichte Dehnungsschmerzen im hinteren Oberschenkel an. Diese entstehen dadurch, dass er nun wieder aufrechter stehen und sich bewegen kann. Auch hier führt das Taping zu einer sofortigen Schmerzbefreiung.

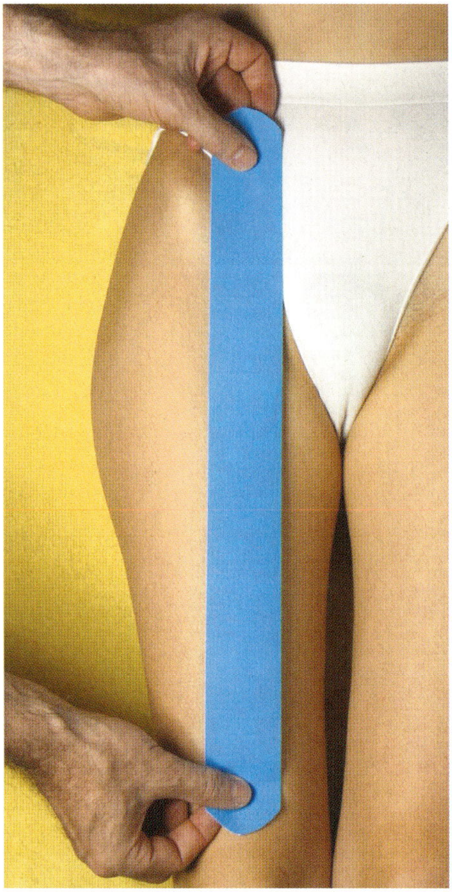
1

Auftragen des Psoas-Tapes

1. Der Patient liegt mit ausgestreckten Beinen auf dem Rücken. Das Tape wird oberhalb des Knies bis zum Darmbeinkamm abgemessen.
2. Der Anker wird oberhalb des Knies gesetzt,
3. das Band unter mittlerem Zug (ca. 30%) seitlich des Darmbeinkamms aufgesetzt und ohne Zug weiter in Richtung Lendenwirbelsäule ausgestrichen.

Bei zusätzlich bestehenden Knieschmerzen wird das Tape länger, nämlich unterhalb der Kniescheibe abgemessen. Es wird an der unteren Seite in der Mitte etwa 10 cm eingeschnitten und an der Einschnittstelle aufgerissen. Die beiden Zügel werden mit leichter Spannung *um* die Kniescheibe herumgelegt, nicht *auf* die Kniescheibe! Dadurch wird eine Entlastung der Kniescheibe erreicht. Kommt es im Kniebereich weiterhin zu Schmerzen, sollte das bewährte Knie-Tape (s. Seite 86) angewandt werden.

2
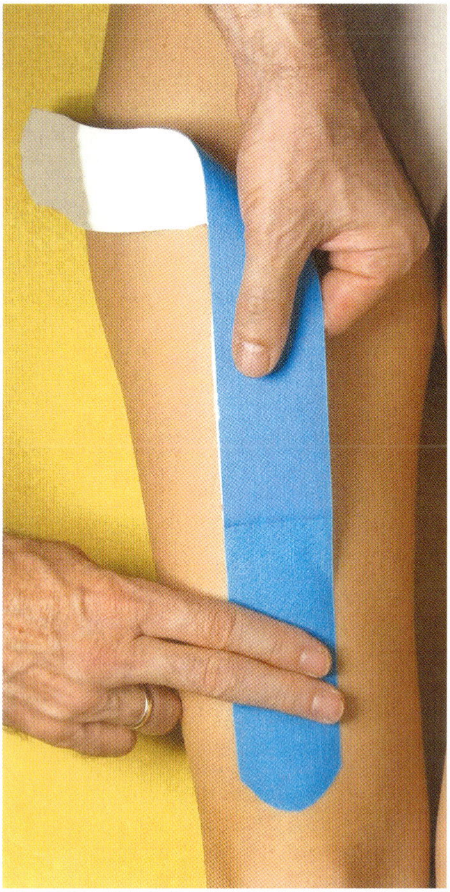

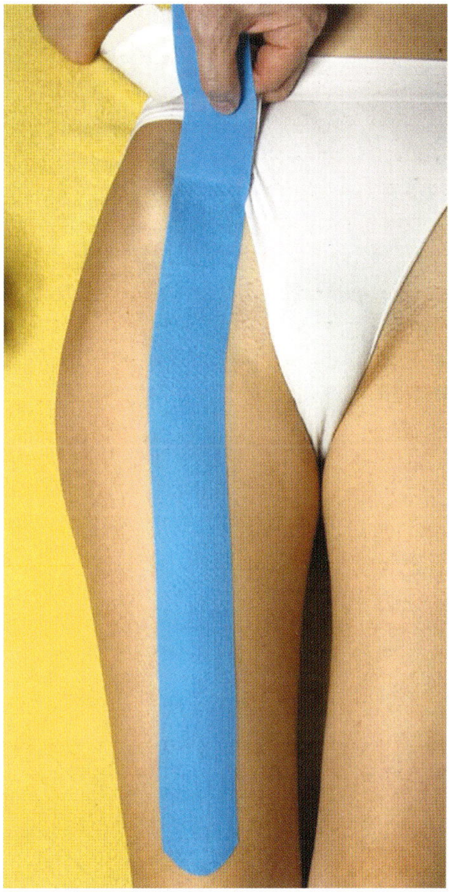
3

Hamstring-Tape

Das Hamstring-Tape dient der Vervollständigung der Behandlung bei Muskelverkürzungen im Oberschenkelbereich. Viele Patienten beklagen nämlich nach erfolgreicher Behandlung mit dem Psoas-Tape ein Spannungsgefühl in der hinteren Oberschenkelmuskulatur. Dieses Gefühl entsteht dadurch, dass der Körper sich nun wieder aus dem Becken heraus aufrichten kann und der Patient die verkürzten Muskeln bewusst wahrnimmt.

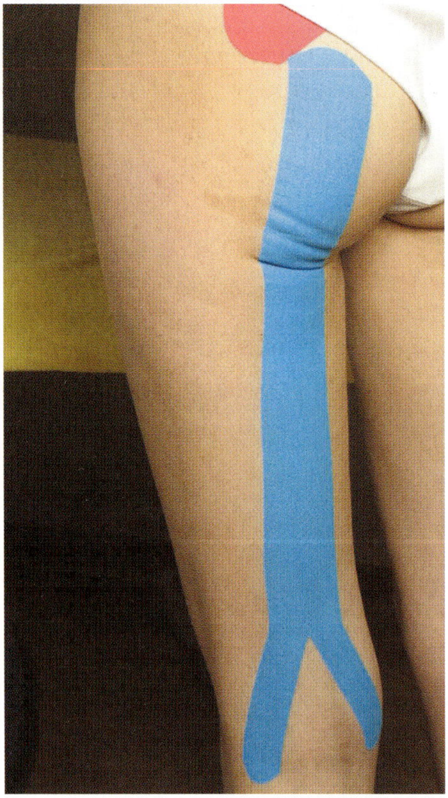

Hamstring-Tape

Auch bei Schmerzen im Sitzen kommt das Hamstring-Tape erfolgreich zur Anwendung. Hier wirkt es durch die Entlastung der ischiokruralen Muskulatur.

Auftragen des Hamstring-Tapes

1. Das Band wird von der Kniekehle bis zum Poansatz abgemessen, das untere Ende in der Mitte 5 cm eingeschnitten und das andere an den Ecken abgerundet. Beim Aufbringen steht der Patient und beugt sich so weit wie möglich vor. Dabei bleiben die Knie durchgedrückt.
2. Das Papier wird nun am Einschnitt aufgerissen, auf jeder Seite etwa 3 cm aufgeklappt und mit dem anderen Ende oberhalb der Ansätze des Schenkelmuskels und des Kniegelenks befestigt.
3. Der obere Teil wird in Richtung Po ausgestrichen, die beiden unteren Enden auf den jeweiligen Muskelansätzen festgeklebt.

Ein Schüler mit angeborener Hüftdysplasie kam an zwei Gehstützen zu mir. Er litt trotz orthopädischer Behandlung unter dauerhaften Schmerzen bei Belastung und konnte ohne diese Stützen nicht stehen. Zunächst versorgte ich

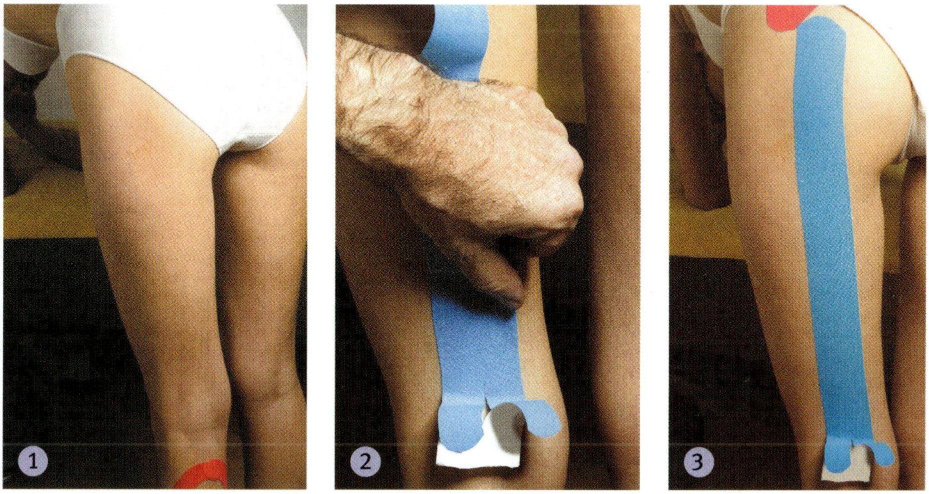

die Oberschenkel mit Medi-Tapes, da eine Oberschenkelverkürzung auffiel, dann die Lendenwirbelsäule mit einem LWS-Stern, weil eine ISG-Blockade vorlag. Auch die kurzen und die langen Adduktoren wurden wegen deutlicher Verkürzung getapet. Die Einlegesohle des Patienten, die er aufgrund der Beinlängendifferenz tragen sollte, wurde entfernt, da sie die Schiefhaltung begünstigen würde.

Der Schüler, der der Behandlung zunächst sehr skeptisch gegenüberstand, teilte mir beim nächsten Mal begeistert die Besserung seiner Beschwerden mit. Einen guten Monat später ging er schon Strecken ohne Stützen!

Da die Hüftdysplasie, also eine Fehlentwicklung der Hüftknochen, ihm sicher Schmerzen bereitete, hatte er seine Muskeln geschont. So kam es zu Muskelatrophie (Muskelschwund) und Muskelschmerzen. Durch das Medi-Taping kam er aus diesem Teufelskreis heraus und konnte seinen Körper wieder normal belasten.

Was ist daraus zu lernen? Schmerzen sind häufig durch muskuläre Beschwerden verursacht. Deshalb sollten wir Therapeuten uns nicht immer von Röntgenbildern leiten lassen, die übrigens in diesem speziellen Fall katastrophal aussahen.

Möglicherweise wird der Patient ebenso wie sein Vater einmal künstliche Hüftgelenke brauchen. Aber bis dahin kann er sich wie jeder andere Junge schmerzfrei bewegen und Fußball spielen!

Sartorius-Tape

Im Bereich des Sartoriusmuskels kommt es leider häufig zu Fehldiagnosen auf einen Innenmeniskusschaden. Und leider kommt es auch zu häufig vor, dass in einem gewissen Alter Verschleißerscheinungen beim Röntgen oder bei der Kernspintomografie auffallen oder bei Spiegelungen des Knies Veränderungen angeblich für einen operativen Eingriff sprechen.

Aus eigener Beobachtung kann ich mittlerweile – gerade für den Kniebereich – empirische Zahlen vorlegen, aus denen hervorgeht, dass selbst nach Operationen am Knie bereits nach kurzer »Schmerzpause« die gleichen Beschwerden wieder auftraten! Bei unserer Medi-Taping-Behandlung wird teilweise sofort Schmerzfreiheit erzielt, auf jeden Fall aber eine deutliche Linderung und Schmerzfreiheit nach mehreren Behandlungen.

GUT ZU WISSEN

Kernspintomografie

Dabei handelt es sich um ein bildgebendes Untersuchungsverfahren zur Gewinnung von Schichtbildern des Körpers. Beispielsweise können damit gut- und bösartige Tumoren unterschieden werden.

Auftragen des Sartorius-Tapes

1. Hierzu wird ein I-Tape benötigt, dessen Länge vom Knie bis unterhalb des Trochanter major (= obere Ansatzstelle der meisten Hüftmuskeln) abmessen wird. Das Knie sollte bei der Behandlung eine Beugung von etwa 70° aufweisen.
2. Der Anker des Tapes wird ca. 3 cm unterhalb der Mitte der Kniescheibe gesetzt, wo sich der schmerzhafte Druckpunkt befindet.

GUT ZU WISSEN

Sartoriusmuskel

Der Musculus sartorius (Schneidermuskel – wohl, weil die Schneider häufig im Schneidersitz diesen Muskel überlastet und infolgedessen unter entsprechenden Schmerzen gelitten haben) führt vom oberen Darmbeinstachel schräg über den Oberschenkel zur inneren Schienbeinfläche – er ist der längste Muskel des Menschen. Er beugt zusammen mit anderen Muskeln das Bein im Hüft- und Kniegelenk und rollt den Unterschenkel einwärts.

3 Nun wird das Tape ohne jegliche Dehnung über den medialen Gelenkspalt (dabei handelt es sich um den inneren Gelenkspalt, den man gut tasten kann; hier werden auch die Schmerzen für den Innenmeniskus angegeben) in Richtung Darmbeinkamm geführt.

4 Das Band muss nicht unbedingt bis dorthin reichen – es genügt schon, wenn die Hälfte des Oberschenkels damit versorgt ist.

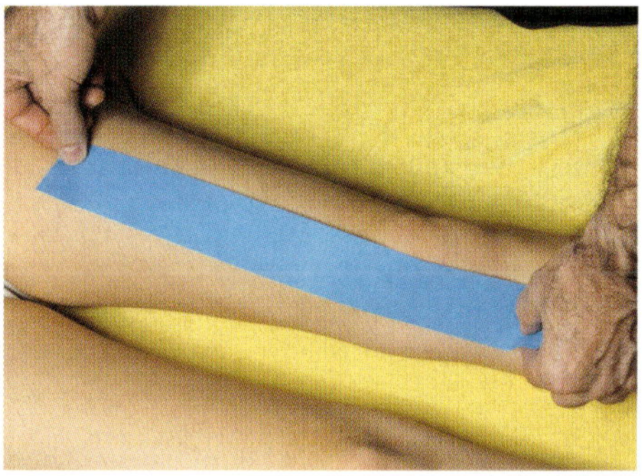
1

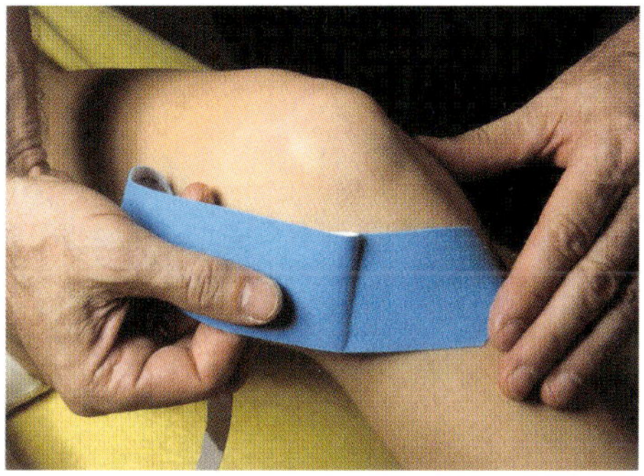
2

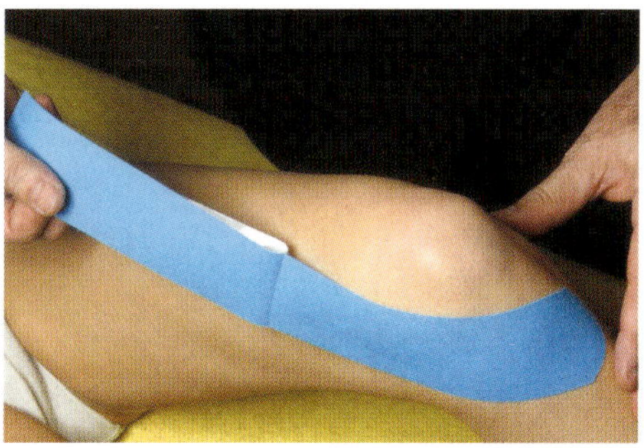
3

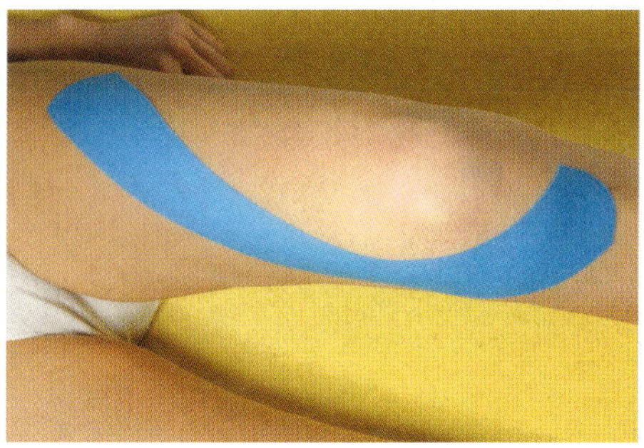
4

Unterschenkelbereich

Verstauchungen, Krämpfe, verletzte Sehnen – wie Sie mit Medi-Taping gezielt Schmerzen lindern, lesen Sie hier.

Bei leichten Verstauchungen in diesem Bereich, die kaum eine Schwellung aufweisen und wenig schmerzen, wird durch Medi-Taping eine schnelle Beschwerdefreiheit erreicht. Es kommt auch zu einer schnelleren Heilung, als wenn das Gelenk für mehrere Tage stillgelegt würde.

Verletzte Sehnen, die während ihrer Heilung einer Mobilisierung unterzogen werden, haben eine höhere Reißfestigkeit und brechen sehr viel seltener als immobilisierte Sehnen (s. auch Seite 17). Die frühzeitige Bewegung einer verletzten Sehne reduziert die Vermehrung des faserreichen Bindegewebes durch Wucherung oder Sprossung. Auch das Entstehen von Verklebungen zwischen der Sehne und ihrer Scheide wird vermindert. Bei Geweben, die in immobilisiertem Zustand oder bei reduzierten Bewegungen abgeheilt sind, kann es vorkommen, dass sie die strukturellen und funktionellen Anforderungen täglicher Anforderungen nicht mehr erfüllen können. Diese Äußerung des bekannten Hochschuldozenten Raul Oliveira ist meiner Meinung nach der Hauptgrund für die rationale und wissenschaftliche Rechtfertigung der Anwendung des Tapings!

GUT ZU WISSEN

Taping bei Verstauchungen

Therapeutisch sollten nur leichte Verstauchungen mit dem Medi-Taping behandelt werden. Sonst besteht die Gefahr, dass sich der Patient wegen der schnellen Schmerzfreiheit überschätzt! So kann dann leicht ein Bänderriss oder sogar eine Fraktur übersehen werden. Deshalb sollten fragliche Fälle unbedingt immer mit einem Arzt abgeklärt werden.

Die Gesundheit und Regeneration eines Gewebes ist zudem in hohem Maße von einer ausreichenden Vaskularisation (= Durchblutung) abhängig. Vor allem bei Verletzungen und Krankheiten ist deshalb die optimale vaskuläre und lymphatische Versorgung wichtig, weil gerade die Gesundung von einem erhöhten Stoffwechselbedarf abhängt. Durch das Medi-Taping wird sowohl ein besserer Abtransport von schädlichen Stoffen als auch eine vermehrte Bereitstellung von körpereigenen Heilungsstoffen erreicht.

Achilles-Tape

Der Unterschenkelbereich und vor allem die Wade kann besonders wirksam mit dem Achilles-Tape behandelt werden, denn dieses beruhigt und entspannt die Wadenmuskulatur. Dadurch kann ein Krankheitsbild erfolgreich behandelt werden, das bisher eher schwieriger »in den Griff« zu bekommen war. Das Achilles-Tape lindert nicht nur Schmerzen, die bei Läufern, Tänzern, Radfahrern oder Klettersportlern häufig auftreten, sondern wirkt ebenso bei allen alltäglichen Beschwerden im Bereich der Wade.

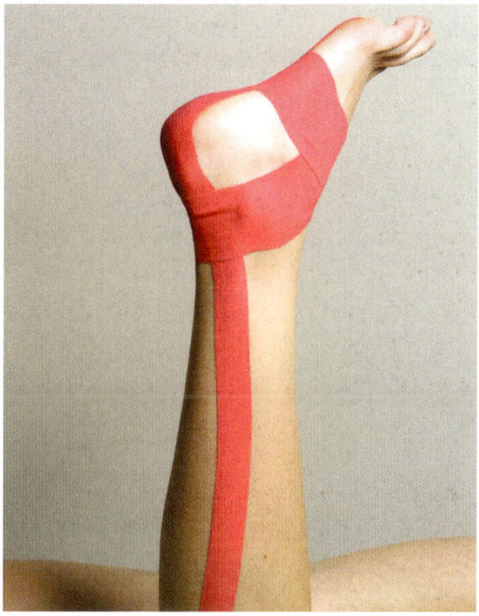

Achilles-Tape

GUT ZU WISSEN

In welchen Fällen hilft das Achilles-Tape?

- **Probleme an der Achillessehne**
- **nächtliche Wadenkrämpfe**
- **Fersensporn:** Knochenauswuchs, der durch die Überbelastung des Sehnenansatzes der Fußsohlenmuskeln am Fersenbein, häufig mit Hohlfuß- oder Plattfußbildung, entstehen kann. Er bildet sich durch Einlagerung von Kalksalzen in der Sehne, die allmählich verknöchert.
- **Neuropathie:** Sammelbegriff für Erkrankungen des äußeren Nervensystems, die mit verschiedenen Funktionsausfällen einhergehen.
- **Restless-Legs-Syndrom** (unruhige Beine): Meist in Ruhe (besonders also in der Nacht) anfallsweise auftretende Hautempfindung an der Außenseite der Beine mit starkem Bewegungsdrang. Als Ursache werden Elektrolytstörungen unter Mitwirkung psychischer Einflüsse vermutet.
- **Beschwerden im Vorfußbereich,** z. B. aufgrund einer Beeinträchtigung durch muskuläre Überbelastung der gesamten Region. Durch das Achilles-Tape wird der gesamte Unterschenkel entlastet, ebenso der Fuß, dessen Funktionen von der Unterschenkelmuskulatur mitgesteuert werden.

Auftragen des Achilles-Tapes

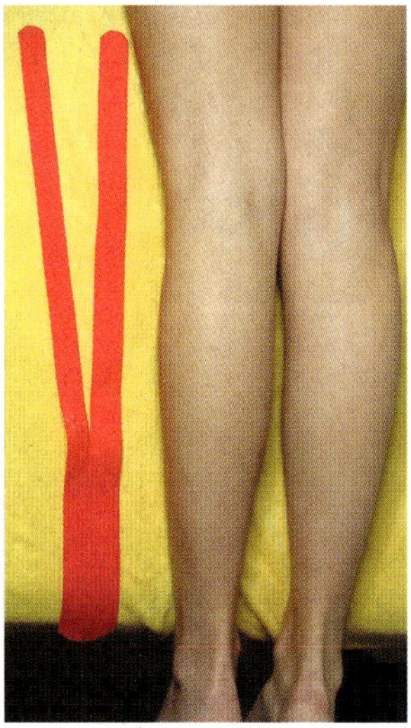

1 Die Länge des Bandes wird vom Großzehenballen bis zur Kniekehle gemessen. Anschließend wird das Tape in der Mitte zu etwa $^2/_3$ eingeschnitten.

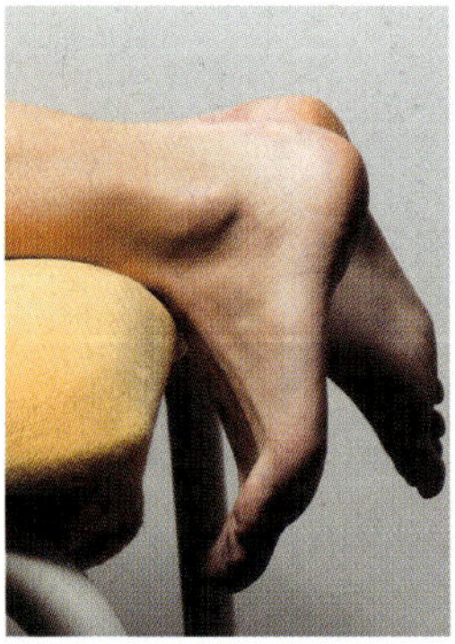

2 Beim Aufbringen der Tapes liegt der Patient auf dem Bauch, die Füße hängen über den Rand des Behandlungstisches hinab. Dabei sollte die Großzehe nach oben gezogen werden.

3 Das Papier wird nun an der Stelle eingerissen, ab der das Tape in der Mitte aufgeschnitten wurde. Genau über dem Schmerzbereich, nämlich dem Ansatz der Achillessehne, wird das kurze Stück des Tapes aufgebracht und

4 zu den Zehen mit etwas Zug (ca. 30 %) hin ausgestrichen.

5 Die beiden aufgeschnittenen Zügel werden ohne Zug um den gut erkennbaren Wadenmuskel herumgelegt, bis sie sich unterhalb der Kniekehle wieder treffen und überlappen.

6 Nun werden zwei etwa 10 cm lange I-Tapes geschnitten und an den Ecken abgerundet.

7 Bei einem der kurzen Tapes wird das Papier in der Mitte aufgerissen, die Enden zur Seite geklappt und das Band maximal vorgedehnt. In Höhe der Knöchel wird es mittels »Stretch-Technik« (s. Seite 51) auf die Achillessehne oder in den Bereich, in dem der Schmerzpunkt liegt, aufgetragen und der Rest auf die Knöchel ausgestrichen.

8 Das zweite kurze Tape wird ebenfalls unter Spannung um die Fußsohle und die Fußoberseite aufgebracht. Es dient dazu, die Festigkeit im Fußsohlenbereich zu erhöhen, ist also nur zur Stabilisierung gedacht.

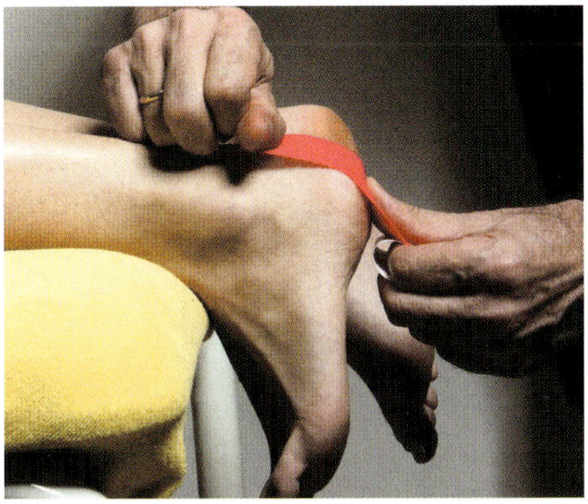

3

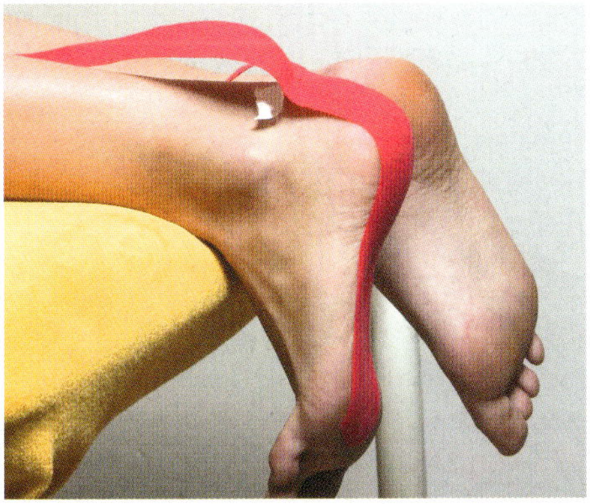

4

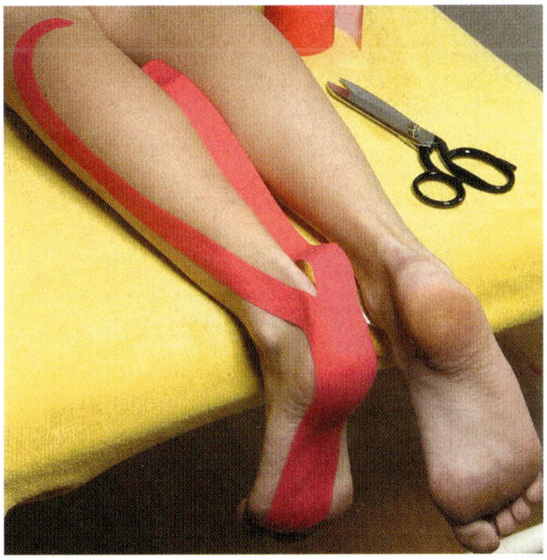

5

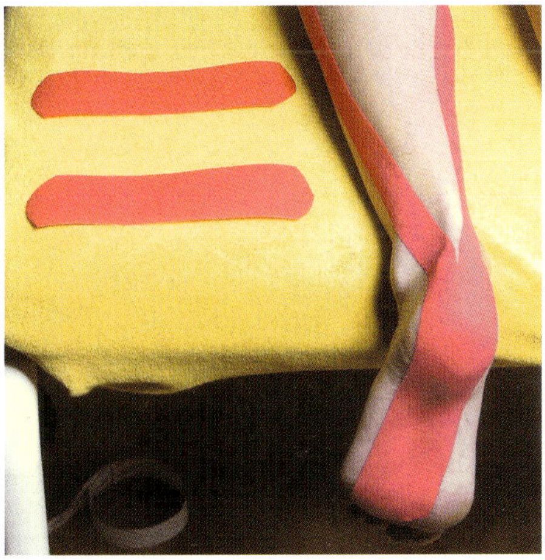

6

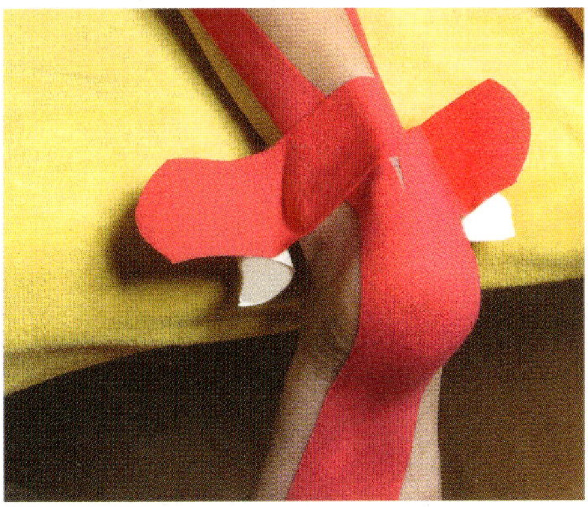

7

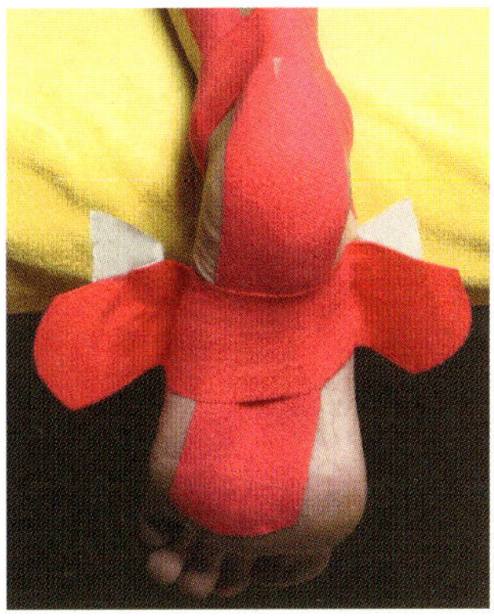

8

Sprunggelenks-Tape

Legen Sie sich auf den Rücken und lassen Sie den Fuß locker liegen. Es soll keine Vordehnung stattfinden. Die häufigsten Beschwerden treten im Bereich des Außenknöchels auf. Sie sehen hier beispielhaft die entsprechende Behandlung. Liegen die Schmerzen am Innenknöchel, gehen Sie genau gegengleich vor. Messen Sie vom Innenknöchel um die Ferse bis zur Mitte des Unterschenkels. In dieser gemessenen Länge brauchen Sie zwei Streifen. Zusätzlich schneiden Sie sich mindestens vier Streifen zu je gut 15 Zentimetern.

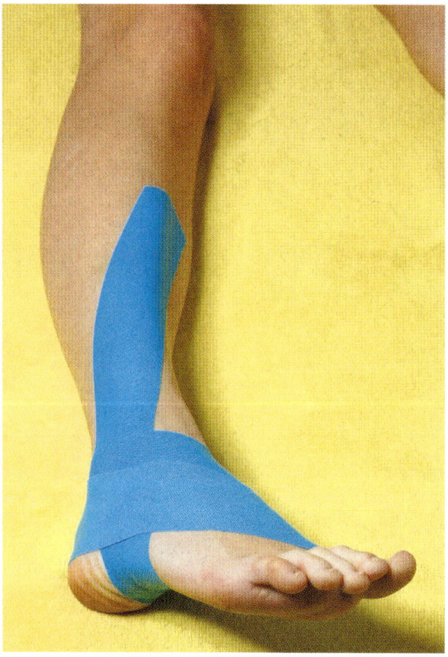

Sprunggelenks-Tape

1. Drehen Sie den Fuß leicht nach innen und setzen Sie den Anker auf den inneren Knöchel.
   Fest andrücken und dann mit vollem Zug um die Ferse herumziehen. Das Tape soll erst kurz vor dem Knie aufgeklebt werden. Dadurch entsteht eine noch größere Festigkeit.
2. Das zweite lange Pflaster kleben Sie in beschriebener Weise leicht überlappend neben das erste. Der betroffene Außenknöchel sollte dabei bereits großflächig versorgt worden sein.
3. Die kurzen Streifen geben Sie zusätzlich mit vollem Zug über die Schmerzstelle und streichen in verschiedene Richtungen aus.
4. Kurze Tapes können den Knochen wie eine Manschette umschließen oder auf dem Fußrücken ausgestrichen werden. So werden die verletzten Bänder optimal entlastet.

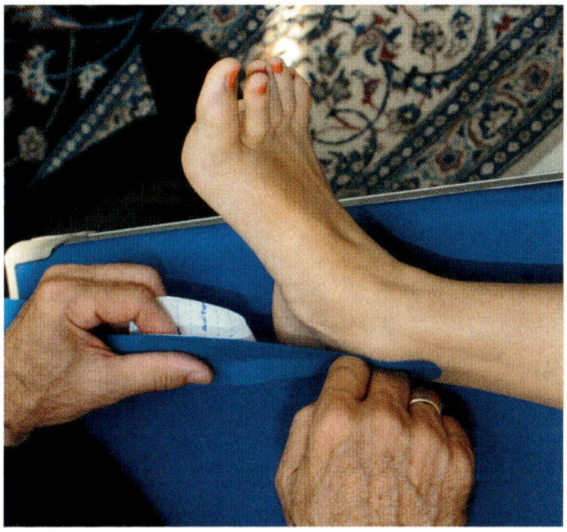

1

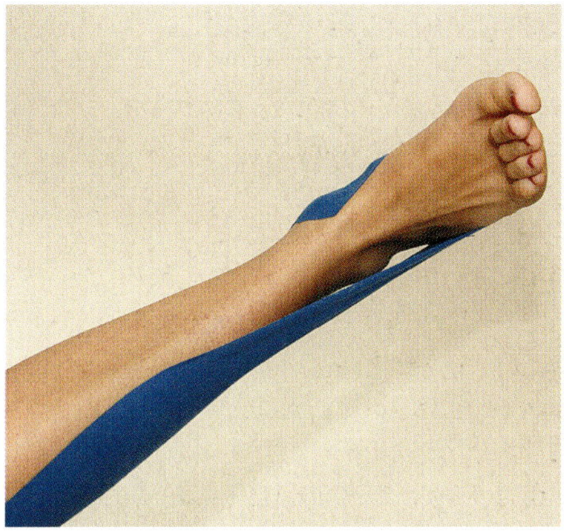

2

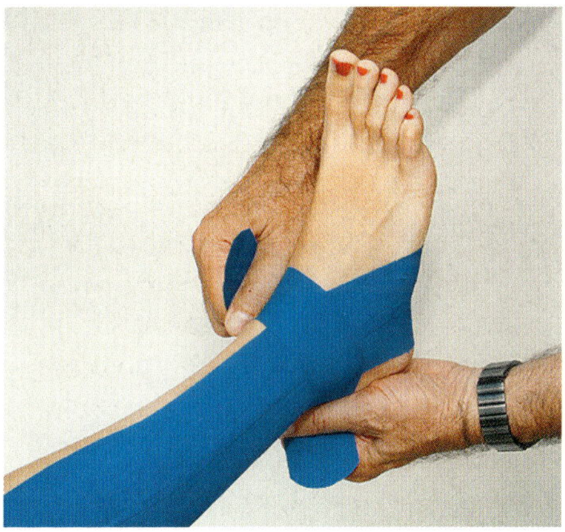

3

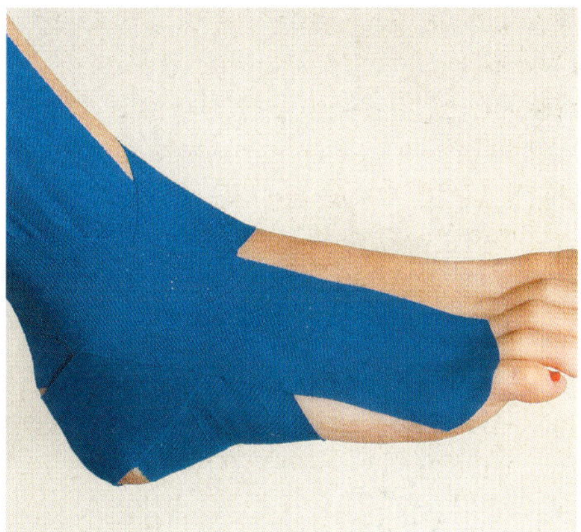

4

Rumpfbereich

Um im Alltag und im Sport besser durchatmen zu können, verwenden Sie das folgende Tape.

Diaphragma-Tape

Mit dem Diaphragma-Tape (Diaphragma = Zwerchfell) können Lungenerkrankungen und Beschwerden beim Luftholen – auch akute Atemnot – hervorragend behandelt werden.

Bei Prellungen im Brustkorbbereich wird durch das Medi-Taping ebenfalls die Atmung erleichtert.

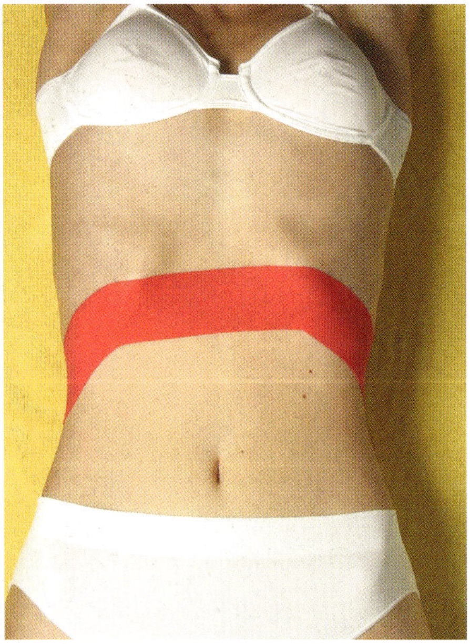

Diaphragma-Tape

Auftragen des Diaphragma-Tapes

1. Das Diaphragma-Tape wird von einem zum anderen Rippenbogen abgemessen. Beide Enden werden abgerundet. Das Papier wird in der Mitte aufgerissen. Die beiden eingerissenen Enden des Papiers werden rechts und links so weit umgeklappt, dass eine Handlänge des Tapes frei liegt.
2. Zur Aufbringung liegt der Patient auf einer flachen Unterlage – auch der Kopf sollte dabei flach liegen – und hebt die Arme über den Kopf. Man lässt den Patienten ausatmen, einatmen und nach erneutem Einatmen den Atem anhalten. In der Zwischenzeit wird das Tape maximal gedehnt – darauf achten, dass die Daumenspitzen über das Band hinausschauen.
3. Mit maximaler Dehnung wird das Band nun unterhalb des Rippenbogens angelegt, die Enden werden dabei leicht nach unten ausgestrichen. Anschließend nochmals kräftig über das gesamte Tape streichen und kontrollieren, ob es gut festsitzt.

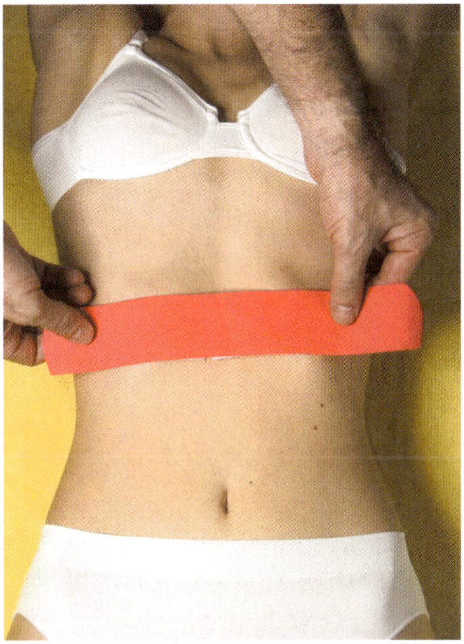

1

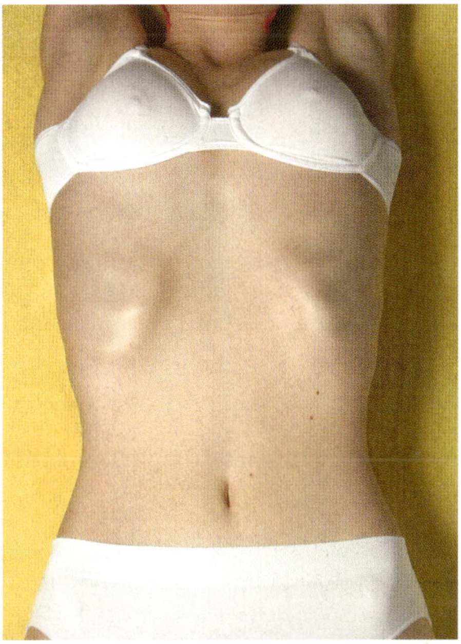

2

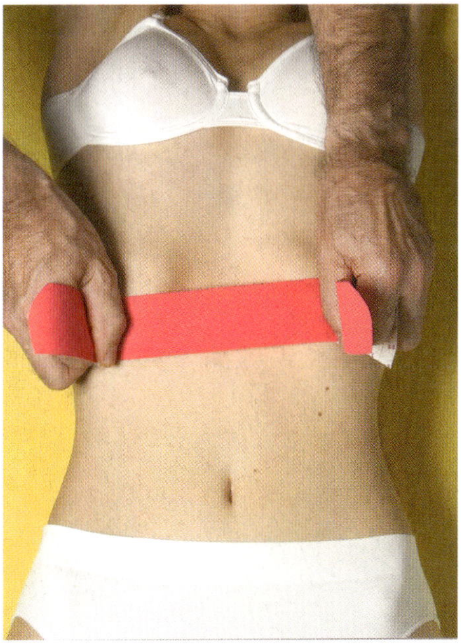

3

Grenzen der Selbstbehandlung

Ab welchem Zeitpunkt Sie einen Arzt oder professionellen Taper hinzuziehen sollten, erfahren Sie hier.

Es ist sehr verführerisch, die »leichte« Methode der Schmerzbehandlung selbst anzuwenden. Aber dabei sollten Sie sich nie überschätzen! So kann beispielsweise eine ernsthaftere Krankheit verschleppt werden – und damit tun Sie sich keinen Gefallen!

Ich habe inzwischen Tausende von Patienten mit dem Medi-Taping behandelt – bei Krankheitsbildern, die mir mitunter schlaflose Nächte bereitet haben. Aber eines ist mir dabei klar geworden: Mit dieser Therapie lassen sich vor allem muskuläre Probleme erfolgreich behandeln! Wenn die Medi-Taping-Methode sofort zum Erfolg führt, kann man sicher sein, dass es sich bei den Beschwerden um ein muskuläres Problem handelte.

Für kleinere Verletzungen, Verspannungen, Überlastungsschmerzen, Prellungen, Muskelkrämpfe, kleinere Muskelfaserrisse, zum Lösen von Blockaden oder zur Prophylaxe ist das Medi-Taping auf jeden Fall bestens geeignet – und es lässt sich einfach nichts falsch machen.

GUT ZU WISSEN

Die wichtigsten Grundregeln für das richtige Medi-Taping

- Das Tape nicht nur lokal auf die schmerzenden Körperteile aufbringen, sondern ebenso auf die »funktionell« beteiligten Muskeln. Das kann beispielsweise bedeuten, dass bei einem »Impingement-Schulter-Schmerz« außer den Schultermuskeln auch der gleichseitige Unterarm sowie das gegenüberliegende Bein (»reziprokes Gangbild«) behandelt werden müssen.
- Rote Tapes sollten immer auf die Muskeln aufgebracht werden, die aktiviert und gestärkt werden müssen, blaue Tapes auf die Muskeln, die eine Verkürzung oder zu hohe Spannung (Verspannung) aufweisen.

Ein Wort zum Schluss

Zum Schluss möchte ich Ihnen noch eine kleine Lebensweisheit vermitteln. Es gibt drei lebensnotwendige Bedürfnisse, die jeder Mensch jeden Tag befriedigen muss, um körperlich und seelisch gesund zu bleiben:

- Er muss jeden Tag Nahrung zu sich nehmen, also essen und trinken.
- Er muss jeden Tag emotionale Zuwendung erfahren – Lob, Anerkennung, Liebe, Sexualität.
- Und: er braucht jeden Tag das Gefühl »ich habe Recht«. Dabei geht es nicht darum, ob man bei seinen Entscheidungen und Überlegungen richtig liegt – das Urteil darüber stellt sich ohnehin erst später heraus. Trotzdem will dieses Bedürfnis täglich befriedigt werden. So stürzen meine Kinder morgens an den Frühstückstisch und der Jüngste brüllt: »Ich bekomme aber als Erster die Butter!« Dabei liegt die Butter ganz friedlich dort und niemand will sie, aber mein Jüngster muss auf diese Art – kaum dass er die Augen aufhat – genau dieses Bedürfnis nach »Rechthaben« befriedigen.

Wenn man diese Erkenntnis gewonnen hat, kann man mit jeder Kritik gut leben. Und wenn Sie der Meinung sind, dass ich mit meinen Thesen nicht Recht habe – dann haben Sie das Recht dazu. Denn ich weiß, dass ich sowieso Recht habe.

Zu guter Letzt bin ich der Meinung, dass Sie – wenn Sie den Sinn dieser Einstellung verstanden haben – noch toleranter sein werden. Und genau das ist die Voraussetzung für ein glückliches zufriedenes Leben.

Ihr
Dieter Sielmann

Die Firma »Schmerz und Tape GmbH«

Die Firma »Schmerz und Tape GmbH« hat es sich zur Aufgabe gemacht, das Medi-Taping in jeder Hinsicht zu unterstützen. Unter Leitung von Dr. Dieter Sielmann hat sie ein neues Tape entwickelt, das den energetischen Bedürfnissen mehr entspricht als das japanische Kinesio-Tex-Tape. Außerdem ist es um die Hälfte billiger als das Original. Die Firma ist auch weiterhin bemüht, den Preis für seine Endverbraucher – also für Therapeuten und Patienten – zu vergünstigen. Zudem werden regelmäßige Therapeutentreffen angeboten, bei denen Meinungen und Erfahrungen ausgetauscht werden. Außerdem werden die Mitglieder der Firma mit Informationsmaterial unterstützt.

MediTaping

Dr. Dieter Sielmann ist der 1. Vorsitzende des Verbandes »Energetisch-physiologisches Kinesio-Taping«, Jutta Christiansen-Zimmermann die 2. Vorsitzende. Das Ziel des Verbandes ist es, neue Erkenntnisse auf dem Gebiet des Medi-Tapings zu sammeln und an die Mitglieder weiterzugeben.

Die Bezeichnungen »Medi-Taping« und »Medi-Tape« sind gesetzlich geschützt und dürfen nur von denen verwendet werden, die nach einem entsprechenden Kurs bei Dr. Sielmann die Zertifikation erhalten haben.

Das Tape in den Farben Beige, Gelb, Grün, Blau und Rot ist für den Endverbraucher über die Firma »Schmerz und Tape GmbH« zu beziehen.

Anschrift

Schmerz und Tape GmbH, Lilienweg 18,
23843 Bad Oldesloe
Tel. 0 45 31/6 72 58, Fax 0 45 31/6 72 59
www.medi-tape.de
info@schmerzundtape.de

Literatur

Wittke, R.: Epicondylitis: Tennis- und Golferellenbogen – ein Dauerbrenner in der Praxis. Der Allgemeinarzt 17/24; 2002; S. 1290–1298

Dosch, M.: Bildatlas zur Technik der Neuraltherapie mit Lokalanästhetika. Haug, Heidelberg 1979

Kase, Kenso, D. C.: Kinesio Taping Perfect Manual. Kinesio Association. Eigenverlag, Tokio 1980

Kase, Kenso, D. C.: Illustrated Kinesio Taping. 3rd edition. Eigenverlag, Tokio

Penzel, W.: Energetisch-physiologische Behandlung der Wirbelsäule. 5. Auflage. Eigenverlag, Heyen 1993

Melzack, R., Wall, P. O.: Le défi de la douleur. Maloine 1965

Bibliografische Information
der Deutschen Nationalbibliothek
Die Deutsche Nationalbibliothek verzeichnet diese Publikation in der Deutschen Nationalbibliografie; detaillierte bibliografische Daten sind im Internet über http://dnb.d-nb.de abrufbar.

Programmplanung: Dr. Elvira Weißmann-Orzlowski

Redaktion: Sabine Seifert, Julia Reichmann

Umschlaggestaltung und Layout:
CYCLUS · Visuelle Kommunikation, Stuttgart

Bildnachweis:
Umschlagfoto vorn/hinten: Fridhelm Volk
Fotos im Innenteil: Dr. Sielmann, Fridhelm Volk sowie mit freundlicher Unterstützung des Physiosum Stuttgart: S. 8/9, 42/43; stockbyte: S. 31, 38

Zeichungen: Christine Lackner,
S. 11: mit freundlicher Genehmigung des Autors

Die abgebildeten Personen haben in keiner Weise etwas mit der Krankheit zu tun.

Liebe Leserin, lieber Leser,
hat Ihnen dieses Buch weitergeholfen? Für Anregungen, Kritik, aber auch für Lob sind wir offen. So können wir in Zukunft noch besser auf Ihre Wünsche eingehen. Schreiben Sie uns, denn Ihre Meinung zählt!

Ihr Haug Verlag
E-Mail Leserservice: heike.schmid@medizinverlage.de

Adresse:
Lektorat Haug Verlag, Postfach 30 05 04,
70445 Stuttgart

2., überarbeitete Auflage

Printed in Germany

Satz: Fotosatz Buck, 84036 Kumhausen
gesetzt in: InDesign CS3
Druck: AZ Druck und Datentechnik GmbH,
87437 Kempten

Gedruckt auf chlorfrei gebleichtem Papier

ISBN 978-3-8304-2291-4   1 2 3 4 5 6

Wichtiger Hinweis:
Die Ratschläge und Empfehlungen dieses Buches wurden von Autoren und Verlag nach bestem Wissen und Gewissen erarbeitet und sorgfältig geprüft. Dennoch kann eine Garantie nicht übernommen werden. Eine Haftung des Autors, des Verlags oder seiner Beauftragten für Personen-, Sach- oder Vermögensschäden ist ausgeschlossen.